望京醫鏡

高峰

肺系病诊疗要略

刘惠梅 / 主编

高 峰 / 主审

北京科学技术出版社

图书在版编目（CIP）数据

肺系病诊疗要略 / 刘惠梅主编. -- 北京：北京科学技术出版社，2025. -- ISBN 978-7-5714-4298-9

Ⅰ. R256. 1

中国国家版本馆 CIP 数据核字第 20243MB935 号

策划编辑：张露遥
责任编辑：安致君
责任印制：李　茗
封面设计：米　乐
版式设计：美宸佳印
出 版 人：曾庆宇
出版发行：北京科学技术出版社
社　　址：北京西直门南大街 16 号
邮政编码：100035
电　　话：0086 - 10 - 66135495（总编室）　　0086 - 10 - 66113227（发行部）
网　　址：www. bkydw. cn
印　　刷：北京盛通印刷股份有限公司
开　　本：850 mm × 1168 mm　　1/32
字　　数：131 千字
印　　张：6. 875
版　　次：2025 年 1 月第 1 版
印　　次：2025 年 1 月第 1 次印刷
ISBN 978-7-5714-4298-9

定　　价：69. 00 元

望京醫鏡

编写委员会

顾 问

黄璐琦 朱立国 孙树椿

主 任

李 浩 高景华

副主任（按姓氏笔画排序）

全洪松 杨克新 张 清 赵 勇 俞东青 曹 炜
谢 琪 薛侗枚

指导委员会 （按姓氏笔画排序）

朱云龙　刘祖发　安阿玥　杨国华　肖和印　吴林生
邱模炎　张　宁　张世民　张兴平　陈　枫　周　卫
胡荫奇　夏玉清　徐凌云　高　峰　程　玲　温建民
魏　玮

组织委员会 （按姓氏笔画排序）

丁品胜　于　杰　于忱忱　王　敏　王朝鲁　叶琰龙
朱雨萌　朱钟锐　刘光宇　刘劲松　刘桐辉　孙　婧
张　茗　张兆杰　金秀均　郎森艳　徐一鸣　焦　强
魏　戌

工作委员会 （按姓氏笔画排序）

王　浩　王宏莉　王尚全　王春晖　王德龙　冯敏山
朱光宇　刘　涛　刘世巍　刘惠梅　刘燊仡　张　平
张　然　张　磊　范　肃　秦伟凯　栾　洁　高　坤
郭　凯　梁春玲　蒋科卫　谭展飞　潘珺俊

《肺系病诊疗要略》
编 者 名 单

主 审

高 峰

主 编

刘惠梅

副主编

李 珊 李艳斐

编 者 (按姓氏笔画排序)

王海强 刘惠梅 李 珊 李艳斐 何 彤 张 文
曹仁爽 康 鑫 董永丽 韩 海

黄　序

中医药学包含着中华民族几千年的健康养生理念及其实践经验，是中华文明的瑰宝，凝聚着中国人民和中华民族的博大智慧，是中华民族的伟大创造。作为世界传统医药的杰出代表和重要组成部分，自古以来，中医药以其在疾病预防、治疗、康复等方面的独特优势，始终向世界传递着中华民族的生命智慧和哲学思想，为推动人类医药卫生文明作出了巨大贡献。党中央、国务院历来高度重视中医药工作，党的十八大以来，中医药传承发展进入新时代，中医药高质量发展跑出"加速度"。每一个中医药发展的高峰，都是各时期中医药人才在传承创新中铸就的，历代名医大家的学术经验是中医药学留给我们的宝贵财富，应当"继承好、发展好、利用好"。

中国中医科学院望京医院（简称"望京医院"）历经四十余年的传承发展和文化积淀，学术繁荣、名医荟萃，尤其是以尚天裕、孟和为代表的中医骨伤名家曾汇聚于此，留下了许多宝贵的临证经验、学术思想、特色疗法。为贯彻落实党中央、国务院有关中医药传承创新发展的战略部署，望京医院以"高水平中医医院建设项目"为契机，设立"名老医药专家学术经验传承"专项，成立丛书编写委员会，编撰"望京医镜"系列丛书。本套丛书旨在追本溯源、立根铸魂，挖掘整理名医名家经验，探寻中医名家传承谱系及其学术发展脉络，促进传承经验的多途径转化。丛书记录了诸多鲜活的医论、医案、医方，是望京医院中医名家毕生心血经验之凝结，且对中医药在现代医学体系中的价值进行了深入探讨和崭新诠释，推动了中医理论发展，是兼具传承性、创新性、实用性和系统性的守正创新之作，可以惠及后辈、启迪后学。

医镜者，"晓然于辨证用药，真昭彻如镜"，希望"望京医镜"丛书能让广大中医药工作者读后有"昭彻如镜"之感。相信本套丛书的出版能使诸多中医名家的经验成果、思想精髓释放出穿透岁月、历久弥新的光彩，为促进中医药学术思想和临床经验的传承，加快推动中医药事业传承创新发展、共筑健康中国贡献智慧和力量。

中国工程院院士

中国中医科学院院长

2024 年 10 月

朱 序

　　中医药学是中华文化智慧的结晶，在几千年与疾病的斗争中不断发展壮大，成为维护人类健康的重要力量。中医药的整体观念与辨证施治的思维模式具有丰厚的中国文化底蕴，体现了自然科学与社会科学、人文科学的高度融合和统一，这正是中医药顽强生命力之所在，也是中医药发挥神奇功效的关键。其实践历经数千年而不衰，并能世代传承不断发展，与经得起检验的良好临床疗效密不可分。

　　《"健康中国2030"规划纲要》明确提出要"充分发挥中医药独特优势"，弘扬当代名老中医药专家的学术思想和临床诊疗经验，推进中医药文化传承与发展。"望京医镜"系列丛书的编写正是我院推进中医药传承与创新的一项重要举措。

　　本套丛书的编写得到了中国中医科学院及望京医院各级领导的大力支持，涵盖骨与关节退行性疾病、风湿病、老年病、心血管病、肾病等专科专病，将我院全国名老中医、首都名中医等专家的临证经验、学术思想、用药经验、特色疗法等进行了挖掘与整理，旨在"守正创新、传承精华"，拓展中高级中医药专业技术人员的专业知识和技能，提升专业水平能力，更好地满足中医药事业传承发展需求和人民健康需要。

本套丛书不仅是对临床经验的系统梳理与总结，更是对中医药在现代医学体系中的价值进行的深入诠释与再认识。这些积累与研究，旨在推动中医药在专科专病方面取得更大的进展，并为现代医学提供更加广泛和深刻的补充与支持。

希望本套丛书能为中医药学术界提供启发，成为从事科学研究和临床工作的中医专业人员的有益参考，同时为患者带来更加有效的治疗方案，贡献中医药的智慧与力量。

中国工程院院士

2024 年 9 月

孙 序

　　中医药学是中国古代科学的瑰宝，也是打开中华文明宝库的钥匙。习近平总书记号召我们中医药工作者要"把中医药这一祖先留给我们的宝贵财富继承好、发展好、利用好，在建设健康中国、实现中国梦的伟大征程中谱写新的篇章"。

　　中国中医科学院望京医院成立于 1997 年，秉承"博爱、敬业、继承、创新"的院训精神，不断发展，目前已经成为一所以中医骨伤科为重点，中医药特色与优势显著，传统与现代诊疗技术相结合的三级甲等中医医院。历任领导非常重视对名医学术思想的挖掘与传承工作。本次由望京医院组织编写的"望京医镜"系列丛书，就是对建院以来诸多名医名师临证经验和典型医案的全面总结。

　　本套丛书覆盖了中医临床多个学科，从临床案例到理论创新，都作了较为详尽的论述，图文并茂，内容丰富，在注重理论阐述的同时，也强调了临床实践的重要性；同时深入剖析了名医们的医术精髓，揭示其背后的科学原理与人文关怀。本套丛书汇聚了众多中医领域的权威专家学者参与编写，他们不仅学术造诣深厚，更在临床实践中积累了丰富的经验。正是由于这些专家的鼎力支持，本套丛书才既具有学术权威性，又贴近临床实际，具有很高的实用价值。

相信本套丛书的出版与发行必将对中医学科的传承发展大有裨益，愿为之序。

全国名中医
中国中医科学院首席研究员

2024 年 10 月

总前言

　　20 世纪 70 年代末，百废待兴、百业待举，为推广中西医结合治疗骨伤科疾病的临床经验，在周恩来总理、李先念副总理等老一辈党和国家领导人的关怀下，成立了中西医结合治疗骨关节损伤学习班，集结了冯天有、尚天裕等一批杰出的医学大家，随后成立了中国中医研究院骨伤科研究所（简称"骨研所"），全国中西医骨伤名家齐聚，开辟了以爱兴院、泽被苍生、薪火相传的新篇章。凡此种种，都发生在北京东直门海运仓的一座小楼内；但与这座小楼相距不过十余里的一片村落与田地中，有一所中医院校与一所附属医院也在冒芽待生。

　　当时，"望京"还是一片村落，并不是远近闻名的"北京发展最快区域""首都第二 CBD"，其中最核心的区域"花家地"还是一片农田，其命名来源是"花椒地"还是"苇家地"都已难以考证；但无论是"花家地"还是"花椒地"，地上种的究竟是不是花椒已不重要，人们对于这片土地的热爱与依赖，成为了这片土地能够留下名字的重要原因。20世纪80年代后期，花家地的"身份"迎来了360度转变，并在20世纪90年代一跃成为当时北京人口最密集、规模最大的居民区，唯一的现代化社区，曾被冠名为"亚洲最大的住宅社区"。其飞速发展和惊人变化，用"日新月异"来形容都略显寡淡。那田地中的院校，也从北京针灸学院更名为了北京针灸骨伤学院，成为了面向国内外培养中医针灸和骨伤科高级人才的基地；那田地中的医院，也建起了宏伟的大楼，满足着望京众多百姓的就医需求。1997年，中国中医研究院骨伤科研究所、北京针灸骨伤学院骨伤系、北京针灸骨伤学院附属医院合并，正式成立中国中医研究院望京医院，后更名为中国中医科学院望京医院。

时至今日，骨研所、骨伤系、附属医院的脉络赓续相传，凝聚成望京医院发展壮大的精神血脉，凝聚在"博爱、敬业、继承、创新"的院训精神中，更希望可以凝聚在一套可以流传多年、受益后人的文字之中，所以我们组织全院之力编纂了这套丛书，希望可以凝练出众多前辈的学术思想、医德仁术，为后生所用、造福患者。这套丛书汇集了尚天裕、孟和、蒋位庄、朱云龙、孙树椿等老一辈名医的经验，收录了朱立国、刘祖发、安阿玥、李浩、杨国华、肖和印、吴林生、邱模炎、张宁、陈枫、周卫、赵勇、胡荫奇、夏玉清、徐凌云、高峰、曹炜、程玲、温建民、魏玮等中生代名医的经验。丛书名为

"望京医镜"，医镜者，医者之镜也。我们希望通过著书立说，立旗设镜，映照出名老医药专家的专长疗法、学术思想、人生体悟，启示后人，留下时代画卷中望京医院传承脉络浓墨重彩的一笔，成为医学新生代可学可照之明镜，将"继承好、发展好、利用好"中医药传承创新落到实处。

丛书编写委员会

2024 年 10 月

在中华民族悠久的历史长河中，中医以其独特的理论体系和卓越的临床疗效，为人类的健康事业作出了不可磨灭的贡献。肺系病（相当于西医学的呼吸系统疾病）作为中医内科范畴的重要部分，涵盖了咳嗽、哮喘、肺痈、肺痨等多种病证，其临床表现复杂多变，治疗亦颇具挑战。随着现代生活方式的改变、环境污染的加剧以及人口老龄化进程的加快，肺系疾病的发病率逐年上升，已成为影响人们生活质量的重要因素。

《肺系病诊疗要略》是在中医理论指导下，结合现代医学知识，系统总结高教授在肺系病诊疗方面的临证心得和经验。本书旨在为临床工作者提供一部实用、简洁、具有指导意义的参考书籍，以期更好地服务于广大患者。

本书着重介绍了高教授在临证过程中积累的心得体会。中医强调"异病同治"，高教授在此基础上，应用宣肺、肃肺、敛肺、清肺、补肺之法，从肺论治临床常见过敏性疾病，挖掘相应的理法方药，以肺为根本，标本兼顾，调整阴阳，平衡寒热，为临床辨治过敏性疾病提供新的思路。此外，针对胃食管反流性咳嗽，高教授以脏腑辨证为纲，确立"肺胃同治"的治则，提出"和胃降逆、肃肺止咳"的治法，以经方枳术丸加味，创制贝母枳术方，此治则—立法—处方的确立，循其根本诊疗思路即肺胃同治，脏腑俱绥，升降相因，标本兼顾，全面体现了中医的整体观念。

在方药应用方面，本书详细介绍了高教授对温胆汤、芍药甘草汤、三仁汤等经典方剂的临床应用心得。高教授临证经验丰富，方剂应用灵活多变。例如，在温胆汤的应用上，高教授注重根据患者的具体情况加减化裁，使其在发热、失眠等疾病治疗中取得了显著疗效。而在芍药甘草汤的应用上，高教授则注重与其他方剂的配伍使用，使其在老年便秘、慢性荨麻疹、前列腺增生、慢性胃炎等疾病治疗中发挥作用，极大地扩大了本方的应用范围。为了更好地为临床实践提供思路，本书还筛选了一系列典型医案供读者参考。

《肺系病诊疗要略》是一部集理论和实践于一体的中医肺系疾病专著，希望本书的出版能为广大临床工作者提供参考和借鉴。

编　者

2024 年 10 月

目　录

第一章　医家自传

我从学医至今已 40 余年，从事中医内科临床、科研、教学工作也已 35 年。这一路走来，得益于多位前辈、老师的指导帮助，我不断成长进步，诊疗水平日渐提高。临床经验虽有所得，但仅为个人体会，若对后辈有所帮助，实感欣慰。

一、走进医学之门

我于 1966 年出生于河北省石家庄市，母亲为西医内科医生。从小耳濡目染医生治病救人，内心对医生这一职业充满了向往。中学就读于石家庄市第二中学，高中毕业时在母亲的鼓励和影响下，考入河北医科大学中医系。入学之初，其实我对中医不甚了解，入学第一年学习中医基础理论、医古文、各家学说等课程，加之我古文水平不好，实感枯燥，心生厌烦，曾一度萌生退学之意，后在学校当时的基础部主任孙士彬老师的教育帮助下，同时随着课程的不断深入，学习了中药学、方剂学等课程后，对中医的兴趣日渐浓厚，4 年课堂学习结束时各门临床课程考试均获得优秀，为以后的临床工作打下了扎实的理论基础。在课堂学习结束后进入临床实习，作为实习医生，我具有双重身份，在带教老师的眼中是一名学生，在患者眼里则是一名医生。在带教老师的指导下，我积极争取每一次临床动手操作的机会；同时在对患者的诊疗中，我也深深体会到作为一名医生不仅要掌握专业知识和技能，还需要学会如何与患者及其家属交流沟通，如何在工作中赢得患者的信任。经过5年的大学学习和老师们的培养，最终我以专业总成绩排名第一顺利毕业，开始实现儿时的梦想，走上了一生为医、治病救人的道路。

二、踏上行医之路

1. 临床工作初期的困惑

1988年大学毕业后我被分配至河北省中医院从事临床工作，独立工作的第一天，母亲就再三叮嘱："为医者责任心最重要，医生的工作辛苦而充实；医术没有最好，只有更好，一生都要不断学习；治疗用药要三思而后行、不求有功但求无过。"在做住院医师的4年中，我深深体会到，在临床诊疗中尤其是遇到复杂疾病，仅依靠中医的望、闻、问、切四诊进行辨证治疗，缺少明确的病因诊断，会影响对疾病的预后、转归、潜在风险的判断。例如一位慢性咳嗽的患者，其病因可以是慢性支气管炎、咳嗽变异性哮喘、肺结核，也可能是肺部肿瘤，如果仅靠四诊辨证而不明确病因诊断，不仅无法判断疾病转归，还会造成漏诊、误诊，产生严重后果。同时，我也感到自己在本科阶段所学知识不能满足临床治疗急危重症的需要。

常言道："工欲善其事，必先利其器。"作为医者术不嫌多、技不压身，多掌握一个方法，多一个技术手段，在关键之时才可能救人于危急之中。看到自己临床工作中的不足，我下定决心继续深造学习，在无涯的学海中，不断充实自己。

2. 学无止境，不断进取

在临床工作 4 年之后，我于 1992 年报考了中国中医科学院中医急症专业硕士研究生，并以当年笔试成绩第一被顺利录取，师从中国中医科学院中医基础理论研究所胸痹急症研究室主任沈绍功教授（图1）。沈老自幼家传师授，对中医急症情有独钟，尤其是治疗一些内科疑难杂症，思路新颖，处方用药巧妙，临床疗效显著，跟随沈老学习 3 年，受益匪浅。我认真学习、领悟沈老的学术思想并在临床工作中传承沈老治疗内科疾病的经验。

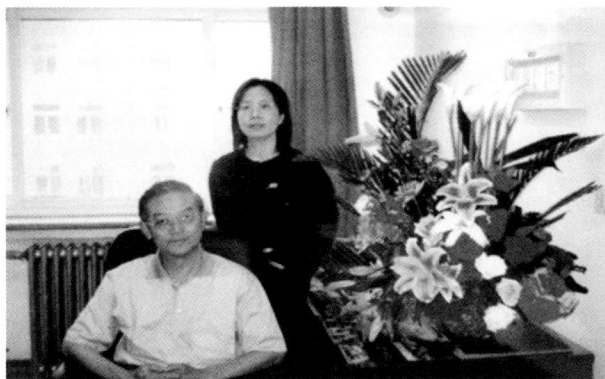

图 1　高峰与沈绍功

（1）从痰入手辨治慢性疑难病证，肺系病首当祛痰。肺系病临床中治"痰"是关键，痰祛则咳、喘、炎、热也会随之缓解。祛痰之法有三：一为分痰之寒热，二为顾脾运，三为利二便。传统辨痰之寒热以色为准，黄痰为热，白痰属寒。而沈老认为，其辨应以质为准，色只作参考。痰质黏稠属热，痰质清稀、呈泡沫样者属寒。祛痰之法视寒热之别而定温清。温化寒痰常用紫苏子、紫苏叶、白芥子、苦杏仁、桂枝、白前等；清化痰热常用桑白皮、竹茹、浙贝母、瓜蒌、葶苈子等。另外，祛痰还应重视"脾为生痰之源"，脾主运化水湿，脾失健运，水湿聚而为痰，治痰之本常配以醒脾和健脾，方能彻底祛痰。一般热痰配醒脾，常用生薏苡仁、连翘、茯苓、莱菔子等。寒痰配健脾，常用清半夏、白术、白扁豆、木香、陈皮等。痰为实邪，祛痰当给邪以出路，方能收效。分利二便，利尿通腑，有利于痰浊排出。利尿常用车前草、冬瓜皮、白花蛇舌草等。通便常用白菊花、当归、决明子、莱菔子、桃仁等。此外，肺系疾病迁延日久，多致痰瘀互结，耗伤正气，中医理论认为津血同源，痰瘀互根，二者常常互结而为病，故对肺系病日久者，祛痰时常伍以化瘀之品以提高疗效，多用桃仁、川芎、丹参、泽兰等。病久正气亏虚者还应益气，以扶正祛邪，尤体现在慢性阻塞性肺疾病（chronic obstructive pulmonary disease，COPD）的治疗中。

（2）治疗慢性咳嗽，非单纯治肺。咳固然是肺系受病而致，但见咳止咳，单从肺治，难得良效。因咳嗽可病起于肺，也可因他脏之病累及于肺而致，正如《素问·咳论》云："五脏六腑皆令人咳，非独肺也。"临床常见慢性咳嗽多为脾虚、肝火、肾虚累及肺而致。肺主气，脾主运化，肺气有赖于脾所运化的水谷精微充养，脾虚可致肺气不足，出现咳嗽气促，语声低微；脾失健运，不能输布水谷精微，还可酿湿生痰，壅塞肺气而致咳嗽，即所谓"脾为生痰之源，肺为贮痰之器"。再者脾虚中阳不足，寒饮入胃，从胃上膈循肺脉上至肺系，致肺气不利而为咳。脾胃功能失调累及肺而为病，治以陈皮、茯苓、鸡内金、焦三仙健脾和胃，且因肺与大肠相表里，腑气不通，肺气难降，故合用白菊花、决明子通腑宣肺止咳。肝与肺以经络相连，肝气升发，肺气肃降，相互协调，若肝火上炎，木火刑金，则咳嗽，痰中带血，两胁胀满，舌红苔黄，脉弦数。治疗则应清肝泻肝而止咳，常伍用黛蛤散、栀子等。"肺为气之主，肾为气之根"，"肾主纳气"。肾精充足，吸入之气，经过肺的肃降，下纳于肾。若肾精亏虚，失于摄纳，可因肺气上逆而见咳嗽气短，动则尤甚，腰膝酸软。此时常以七味都气丸加减。总之，咳乃肺病之主症，治咳不能单从肺论，要顾及脏腑之关联，方是止咳之良策。

（3）治哮喘，定喘要分虚实。临床辨喘之虚实有三要：一要视喘作状态，实喘者声高气粗、呼少吸多、呼吸深长，虚喘者息弱声低、呼多吸少、呼吸浅表；二要视兼证，实喘多兼见胸满喉鸣、面赤身热、便结，虚喘多兼神疲畏风、面色苍白或青灰、自汗不止；三要视舌脉，实者舌红苔腻、脉滑数，虚者舌淡胖、脉细弱。《临证指南医案》认为喘证"在肺为实，在肾为虚"，故沈老定喘虚实之治大异。实喘治在肺，重在降肺平喘，多用桑白皮、葶苈子、射干、莱菔子等。虚喘治在肾，重在调肾之阴阳，纳气平喘，多用生地黄、女贞子、补骨脂、巴戟天、五味子、蛤蚧等。

哮喘之病易反复发作，多因外感、情志刺激、饮食肥甘厚味而诱发，故临证应注意患者的饮食、起居调护，避免诱因，减少复发至关重要。哮喘缓解期多表现为虚证，但有肺虚、脾虚、肾虚之异。肺气虚者，症见自汗畏风、气短乏力、易感冒，多用玉屏风散加减治疗；脾气虚者，症见食少纳呆、痰多、便溏，多用四君子汤加减治疗；肾气虚者，症见腰酸耳鸣、动则气促，多用六味地黄丸加减治疗。且主张采用丸、散剂型，方便服用，巩固疗效，防止复发。

3. 临床耕耘与学术传承

经过 3 年的研究生学习，我于 1995 年顺利通过学位论文答辩，而且在学位论文的开题、答辩过程中很荣幸地得到了后来被评为国医大师的路志正、晁恩祥等老师的指导，开阔了学术眼界、进一步丰富了临床经验。为进一步提升诊疗能力，在沈老的推荐下，我在毕业论文答辩结束后，即到中日友好医院急诊科进修学习西医急诊内科，通过一年的临床学习，我处理危急重症的诊疗水平显著提升。在我进修结束之时，恰逢针灸骨伤学院与骨伤科研究所合并成立望京医院，在时任望京医院急诊科主任罗侃教授的推荐下，我调入望京医院急诊科工作。在罗侃主任、张瑞林副主任的指导、带领下，我负责组建了急诊病房并担任负责人，在急诊病房工作 5 年，每年主持抢救危重患者数百人次，常常加班加点，连续工作数十小时，这不仅提高了我临床处理危急重症的能力，同时也锻炼了我的科室管理能力及沟通能力。在临床中我对于疑难重症多依据中医"痰瘀相关、怪病多痰"理论，从痰入手辨证治疗冠心病心绞痛、支气管哮喘急性发作、慢性阻塞性肺疾病急性加重等急重症，取得了一定的临床效果。

随着医院的建设和发展，大内科细化分科，2003 年医院决定成立呼吸科，得益于医院领导和科室医护人员对我医疗技术和管理能力的信任，我由急诊科调到呼吸科，担任望京医院呼吸科的首任主任。进科之初，我就深知自己的责任重大，不仅要带领科室人员完成日常的医疗、科研、教学工作，更重要的是要规划科室的建设发展方向。为此，我开始专注于呼吸系统疾病的临床学习，及时学习专业新技术，了解国内外学术发展动态。我选择以慢性气道炎症性疾病的中医药防治为主要研究方向，在科室开展了支气管哮喘、慢性阻塞性肺疾病的规范化中西医联合治疗等项目。对哮喘、慢性阻塞性肺疾病等慢性反复发作的疾病，开展了"中医辨证施治预防慢性阻塞性肺疾病急性加重的临床研究"，结果证实：在长效支气管扩张剂吸入的基础上联合中医辨证治疗干预，能有效减少慢性阻塞性肺疾病急性加重及住院次数，明显提高生命质量，延缓肺功能下降。接着我又提出了"肺胀病中医综合防治方案"：高危人群未病先防，采用中医外治法辅助戒断烟草依赖，控制其高危因素，慢性咳嗽及早规范治疗截断病势，防止迁延日久进展为慢性阻塞性肺疾病；已病者既病防变，重视慢性阻塞性肺疾病稳定期的治疗，提出"辨病与辨证相结合"的治疗方案，以益气活血化痰为基本治法，依据患者的证候变化随证加减，形成了临床有效的协定组方（益气化痰平喘颗粒Ⅰ号、Ⅱ号），并进行了院内制剂的研发。急性加重期以清、宣、通、化诸法综合治疗改善症状、减少抗生素及机械通气需求。

在呼吸科工作的 20 年来，我在坚持临床耕耘的同时，注重对老专家学术思想的整理和传承。对科室内首都名医徐凌云教授治疗睡眠障碍的经验进行了系统总结和传承，总结出徐教授治疗睡眠障碍的 24 法、常用药对和非药物疗法，并以此指导睡眠低通气综合征的临床治疗。其间还拜国医大师晁恩祥教授为师，遵循晁老的教诲："作为一名医生，要做到三重视、四多。"即重视医疗、科研、教学，还要多读书、多临床、多思悟、多总结。通过系统学习晁老的学术思想和临床经验，我传承了晁老"风咳、风哮的理论"与从风论治支气管哮喘、咳嗽变异性哮喘的理论及临床治疗咳、痰、喘的用药经验。在多年的临床工作中，我虚心向身边的老专家、前辈学习，不断积累、丰富自己的临床经验，不断提高自身的学术水平和诊疗能力。

4. 为新发传染病防控做出贡献

在 2003 年北京"非典"（SARS）暴发流行期间，作为医院首批临床专家进驻发热门诊应对疫情，在疫情控制后对 50 余例 SARS 后遗症患者进行随访治疗数年。还曾参与北京市肺炎监测与处置网络建立、甲型 H1N1 流感等呼吸道传染病的防控工作。在新型冠状病毒感染疫情期间更是积极投入防控一线，完善医院、呼吸科门诊、病房的防控流程；承担医疗队员的专业培训；担任院内疑似病例专家会诊组长；作为北京市新型冠状病毒感染导致肺炎治疗的中医药指导专家，承担朝阳区、石景山区等区域中医防控指导，参与患者救治及恢复期中医药综合干预方案、中医院新型冠状病毒无症状感染者处置预案的制定等工作，为疫情防控贡献力量。

5. 针对临床问题，开展研究工作

在临床一线工作多年，我深切体会到，在很多疾病的诊断和治疗中还存在诸多尚未解决的问题。针对这些问题，我们需要进一步研究，需要不断探寻新的方法，所有的研究工作不是为研究而做，而是为解决临床诊疗中的问题而做。所以一个具有研究能力的高水平医生，一定是在临证中多思悟、善于发现问题，并积极寻求解决问题的有效方法，进而开展研究工作，这样的研究才有意义和成果，否则就是无效的。大家都熟知慢

性阻塞性肺疾病是常见的慢性气道疾病，发病率、致残率、病死率高，在慢性阻塞性肺疾病进程中反复发生的急性加重是影响预后、导致死亡、加重经济和社会负担的直接原因。对于慢性阻塞性肺疾病急性加重的治疗，临床以西医药为主，慢性阻塞性肺疾病急性加重病死率可达 11%～24%，西药疗效仍有待提高。针对这一临床问题，我们团队提出探寻中医药治疗本病的方法，以中西医协同，为进一步提高临床疗效、改善预后而努力。我们首先对 200 例慢性阻塞性肺疾病急性加重患者的病因及证候进行分析研究，明确急性呼吸道感染为本病的首位病因，痰热蕴肺证是最常见的证候类型，此期的病机特点为标实邪盛，正气不甚空虚，遵循"急则治标"的原则，提出"清金肃肺，祛痰化浊"的治法，创立"清金化浊法"，以经方麻杏石甘汤、桑白皮汤、三子养亲汤加减化裁，经过临床实践，不断优化并创制了"清金化浊方"。此后临床开展了 3 项随机对照研究，共纳入慢性阻塞性肺疾病急性加重患者 300 例，对照组采用"慢性阻塞性肺疾病急性加重诊治中国专家共识"推荐治疗方案，观察组在此基础上给予清金化浊方口服或鼻饲。结果显示：联合清金化浊方组证候疗效指数提高 11%，总有效率提高 4.15%，显著升高氧合指数，缩短机械通气疗程，有效抑制气道炎症反应，纠正呼吸衰竭，且安全性良好。在获得临床疗效的基础上，我们深入开展了清金化浊方效应机制的研究。慢性阻塞性肺疾病急性加重期的炎症反应及严重缺氧，不仅导致气道黏液高分泌加重，气道阻塞严重，也极易导致血液高凝状态，并发血栓事件。我们团队从上述两角度切入开展研究，结果显示清金化浊方能显著降低痰液 MUC5AC 含量及 MUC5ACmRNA 表达，延长 PT、APTT，降低血浆 t-PAIC、TNF-α，阐释了其抑制气道黏液高分泌、协同抗炎减轻血管内皮损伤、改善高凝状态的临床效应机制。

6. 教学相长，注重中医呼吸专业人才培养

我担任研究生导师、医院中医内科教研室主任多年，带领的教学团队被评为北京市住院医师规范化培训"三优团队"，我本人获得住院医师规范化培训"十佳科主任"的荣誉。在对后辈人才的培养上，我深知"十年树木，百年树人"的道理，多年来在传道、授业、解惑过程中，勤恳敬业，细致备课，认真讲解，仔细答疑，决不敷衍。为避免课堂知识与临床脱节的弊病，提高学生对于医疗实践的兴趣，我常把书本上的知识与实践紧密结合，结合临床病例，做到学以致用。同时充分发挥学生主观能动性，提高中医逻辑思维能力，大力鼓励学生独立思考、表达自己的观点。为师者不仅教授学生专业知识，且以身作则，于潜移默化中传授为人、为医的德行，教导学生尊重患者，重学重研，不耻下问。我在教学过程中与时俱进更新教学内容，讲授最新临床指南、了解学术会议动态。我秉承"突出中医特色，规范西医诊疗"的原则，中西医并重，注重疗效。在中医带教过程中，我充分利用经典示例、中医教

学查房、方剂查考、临床病例讨论等形式，让学生掌握常用方剂，建立呼吸专科常见病、多发病的中医临床思维。西医带教过程中，除规范西医治疗行为外，我针对本专业常见、多发疾病的临床诊治进展开展专题讲座，以此提升教学效果。

在对实习医生的培养中，我强调作为一名合格的医生，病历书写是重中之重。呼吸科医生团队作为我院病历书写优秀团队，连续多年获得医院病历质量优秀奖。

三、科研成果、荣誉与主要社会兼职

1. 科研成果与荣誉

多年来，我致力于呼吸系统疑难病防治研究，以慢性气道疾病的中西医结合防治为主要临床研究方向，注重慢性阻塞性肺疾病等疑难病的中医治疗研究，承担临床及基础研究课题30 余项，发表相关专业论文100 余篇，主编专著7 部；荣获中华中医药学会科学技术奖2 项、学术著作奖1 项，中国民族医药学会科学技术奖1 项，北京市科学技术奖1 项，中国中医科学院中医药科技进步奖2 项，获得软件著作权2 项，实用新型专利1 项。

2004 年荣获中华中医药学会学术著作一等奖。

2005 年荣获北京市科学技术三等奖。

2011 年荣获中国中医科学院中医药科技进步三等奖。

2012 年荣获中华中医药学会科学技术二等奖。

2018 年获评中国中医科学院首批中青年名中医。

2019 年荣获中国中医科学院优秀医师奖。

2020 年荣获北京市"首都中医榜样人物"称号。

2020 年入选享受国务院政府特殊津贴专家。

2022 年荣获中国中医科学院中医药科技进步三等奖。

2022 年荣获中国民族医药学会科学技术二等奖。

2023 年荣获中华中医药学会科学技术二等奖。

2. 主要社会兼职

世界中医药学会联合会过敏性疾病专业委员会副会长。

北京中医药学会肺系病专业委员会副主任委员。

世界中医药学会联合会呼吸病专业委员会常务理事。

中华中医药学会肺系病分会常务委员。

中国医师协会中西医结合医师分会呼吸病专家委员会常务委员。

中国中药协会呼吸病药物研究专业委员会常委。

北京市中西医结合学会呼吸病专业委员会常务委员。

北京中医药大学内科学系委员、教授。

总之，40 年来的从医之路，一路走来既有辛苦又有收获，以上不仅是对我多年医疗、科研、教学工作的简要回顾总结，更多的是自身的一些体会和感悟，总言："医乃仁术，无德不为，大医有魂，生生不息。"局限于自身水平，所言不一定正确，希望同道和后辈批评指正！

第二章　临证体悟

第一节　基于"异病同治"
从肺论治过敏性疾病

过敏性疾病是指特应性个体暴露于过敏原后主要由 IgE 介导的慢性非感染性炎症反应，可累及全身多个系统和器官，包括荨麻疹、过敏性鼻炎、过敏性咳嗽、过敏性哮喘、食物过敏、过敏性肺炎、过敏性肠炎等。异病同治是指不同的疾病在其发展过程中，由于出现相同的病机，因而采用同一方法治疗的法则，为临床常用的中医治则之一。高教授认为过敏性疾病多由先天禀赋不足，后天脏腑失养，外邪侵袭及伏邪盘踞所致，基本病机为本虚标实、阴阳失调、寒热错杂，多发生于皮毛、肠腑及肺脏，皮毛及肠腑在经络络属、生理配合及病理变化上又均与肺脏相关。所以不同系统的过敏性疾病在发生及演变过程中有着相同的病因及病机，其本在肺，具有"异病同治"的基础。

高教授基于"异病同治"理论，应用宣肺、肃肺、敛肺、清肺、补肺之法，从肺论治临床常见过敏性疾病，挖掘相应的理法方药，以肺为根本，标本兼顾，调整阴阳，平衡寒热，为临床辨治过敏性疾病提供了新的思路。

一、过敏性疾病的共性

中国古代无"过敏性疾病"的病名，但不乏对过敏性疾病的记载和论述，古籍所记载的"鼻鼽""哮喘""斑""疹""漆疮""瘾疹"等大多属于过敏性疾病的范畴。高教授认为过敏性疾病多幼年发病，存在天生异禀，具有遗传易感性。《灵枢·寿夭刚柔》云："人之生也，有刚有柔，有弱有强，有短有长。"阐述了个体出生时的体质差异。过敏体质是过敏性疾病发生的"共同土壤"，在体质学说中属于"特禀质"范畴，禀赋异常，对外部环境的适应能力较差，易受刺激而致过敏反应频发。

高教授认为后天失养，或因久病体虚，脏腑功能失常，卫外不固，而易受外邪侵袭，外邪多以风邪为主，常兼夹寒、热、燥等，如《临证指南医案》言："六气之中，惟风能全兼五气。"风为百病之长，善动不居，易行而无定处，具有轻扬开泄、善行数变等特点，而过敏性疾病的起病急、传变快、发无定时等致病特征，与风邪致病特点类似。

机体正气亏虚无力祛邪外出，或邪出不尽而盘踞于脏腑经络形成伏邪，"感六淫而不即病，过后方发者，总谓之曰伏邪"，如哮病之"伏痰"、风咳之"伏风"，伏于脏腑待感邪而发，与现代医学认为的过敏患者首次接触变应原时，会产生特异性抗体 IgE，IgE 与相应抗原结合，使机体呈致敏状态而未发病，当过敏原再次侵入机体时，会释放出多种生物活性物质，如组胺、白三烯、细胞因子从而引发变态反应的理论极其吻合。若治疗得当，病变可从皮毛而解；若失治误治，迁延反复，进一步损伤脏腑，并产生湿、热、痰等致病邪气和病理产物，或滞于肌肤，或留于肠腑，或储于肺脏，最终形成虚实夹杂、阴阳失调、寒热错杂之候，缠绵难愈。

二、从肺论治的病理生理基础

高教授认为，肺为清虚娇嫩之脏，上连气道，开窍于鼻，与大肠相表里，外合皮毛，与外界息息相通，易被外邪侵袭，导致肺宣发肃降、通调水道、朝百脉、主治节等功能障碍从而出现鼻塞流涕、咽痒咽干、咳嗽、喘息气促、皮疹、风团、瘙痒、腹痛腹泻等过敏症状。基于现代医学理论而言，呼吸道黏膜上皮是最早暴露于外部环境的屏障，在病理条件下，其对空气中的变应原失去耐受并释放出大量的趋化因子和细胞因子从而引起过敏反应。特应性进程是指当皮肤发生过敏反应后，可出现食物过敏、过敏性哮喘和过敏性鼻炎等一系列特应性反应，具体机制涉及皮肤屏障丝聚合蛋白基因突变、上皮细胞衍生的细胞因子增多释放，以及皮肤、肠道、呼吸道间的微生物组改变等，该进程也说明了过敏性疾病皮肤 – 肠 – 肺的空间演变，为"肺合皮毛""肺开窍于鼻""肺与大肠相表里"的生理联系提供了客观依据。常见过敏性疾病的发生在生理、病理方面均与肺相关，因此，过敏性鼻炎、过敏性咳嗽、过敏性哮喘、荨麻疹、食物过敏等过敏性疾病之本在于肺。这也进一步奠定了高教授主张从肺论治过敏性疾病的病理生理基础。

三、从肺论治的治则治法

高教授基于"异病同治"理论，应用宣肺、肃肺、敛肺、清肺、补肺之法，从肺论治常见过敏性疾病，具体治则治法如下。

1. 宣肺

荨麻疹、过敏性鼻炎、过敏性咳嗽等在发病初期常见风团骤起伴有瘙痒；鼻塞不利，鼻痒不舒，喷嚏频作；咽痒，咳嗽，喘息，胸闷；舌淡红，苔薄白或黄，脉浮紧或弦等。以上均为肺卫不利、肺气失宣的症状。高教授认为，此多为风邪夹杂寒、热、燥邪侵袭肺卫致腠理郁闭、肺气不宣，治宜疏风宣肺，透邪于外，使肺气得以宣发，若夹寒、热、燥邪分别辅以散寒、清热、润燥，常用止嗽散合三拗汤、桑菊饮、桑杏汤等加减治疗。现代药理研究证实，蝉蜕、防风、荆芥、苍耳子等具有宣肺功效的中草药具有明确的抗炎、抗过敏作用。

2. 肃肺

《素问·至真要大论》曰："诸气膹郁，皆属于肺。"过敏性咳嗽、过敏性哮喘、过敏性肠炎等大多可见咳嗽，喘息气促，喉间哮鸣，排便异常，腹痛或腹胀等肺气不宣、腑气不降的症状。高教授认为此多因邪气不能及时表散，郁久致肺气失司，肃降不能，气机上逆，治宜肃降肺气，使气壅得以通、气逆得以降，常用葶苈大枣泻肺汤、苏子降气汤、半夏厚朴汤、宣白承气汤加减治疗。《素问·脏气法时论》曰："肺苦气上逆，急食苦以泻之。"常用苦杏仁、葶苈子、前胡、旋覆花等苦味药以肃降肺气。

3. 敛肺

荨麻疹、过敏性鼻炎、过敏性咳嗽、过敏性哮喘等在疾病进程中常出现皮肤斑疹此起彼伏，风团色淡；清涕涟涟，喷嚏不止；咳嗽气促或久咳不已，对冷热空气及气味敏感等症状。高教授认为此多因肺病日久，肃敛不能所致，治宜敛肺收涩，临床常用过敏煎、苏黄止咳汤等加减治疗。常用乌梅、五味子、白芍、诃子等酸味药，如《注解伤寒论》曰："《内经》曰：肺欲收，急食酸以收之。芍药、五味子之酸，以收逆气而安肺。"

4. 清肺

（1）清肺泻热。荨麻疹、过敏性咳嗽、过敏性肠炎若出现皮疹色红，四肢红斑，咳嗽气急声高，面赤唇红，口渴，大便干结难行，腹痛等表现，伴有舌红、苔黄、脉数等，多属肺热之证。《丹溪心法附余》云："世人徒知肺主皮毛，……殊不知传里郁久变为热也。"高教授认为外邪侵袭肺卫，初期失治，邪气入里，郁久化热，致肺经郁热，宣降失常，治宜清肺泻热、宣畅气机，临床常用桑白皮汤、麻杏石甘汤、定喘汤、宣白承气汤等加减治疗。

（2）清肺燥湿。"湿热郁蒸之气，由口鼻而入，上焦先病，渐布中下"，荨麻疹、过敏性咳嗽、过敏性鼻炎、过敏性肠炎亦有湿热之邪直接由口鼻侵袭入肺，或子病及母致脾胃运化不畅，内生水湿所致者。初期常以湿重于热为主要表现：咳嗽，咳白痰；皮肤湿疹，风团色红，瘙痒剧烈；鼻塞流浊涕；腹泻，黏液便，里急后重；或伴身重肢倦，身热不扬；舌苔黄腻，脉滑数或濡数等。若疾病日久，水湿内停，郁久化热，多见热重于湿之象，宜清热祛湿、宣通肺气。肺主一身之气，气化则湿自祛，湿邪祛除，热随湿去，临床常用三仁汤、葛根芩连汤、蒿芩清胆汤等加减治疗。

（3）清肺化痰。过敏性鼻炎、过敏性咳嗽、过敏性哮喘等在临床亦会出现咳声重浊，喉中痰鸣如吼，喘息气促，咳呛阵作，咳痰色黄或白，厚浊黏稠，咳吐不利，鼻塞流浊涕，或伴口渴，舌红，苔黄腻，脉滑数等，多属痰热壅盛证。高教授认为时人多体质壮实，嗜食肥甘厚腻者众，故痰浊困遏，多见郁而化热，治宜清肺化痰、宣肃肺气，临床常用温胆汤、清金化痰丸等加减治疗。

5. 补肺

（1）益肺气。过敏性疾病日久除咳嗽，痰量多色白，痰质稀，泣涕涟涟，风团淡红，喘息等症状外，多伴声低气短，自汗，恶风，易感冒，倦怠乏力，食少便溏，舌体胖大，舌有齿痕，苔白，脉弱或沉等肺气亏虚之象。高教授认为"正气存内，邪不可干""邪之所凑，其气必虚"，素体亏虚，肺气不足，或邪气致病日久，耗伤肺气致肺气亏虚，治宜补肺益气，临床常用玉屏风散、四君子汤加减治疗。《雷公炮制药性解》云："盖人生以气为枢，而肺主气……参能补气，故宜入肺，肺得其补，则治节咸宜，气行而血因以活矣"，临床常用人参、黄芪、党参、灵芝等补气药。

（2）养肺阴。荨麻疹、过敏性鼻炎、过敏性咳嗽、过敏性哮喘等反复发作，后期见咳嗽，痰量少，痰黏难咳，皮肤干灼，口干咽燥，鼻干涩少涕，大便干，舌质红，少津少苔，脉细数等肺阴虚之象。高教授认为，风邪易化燥伤阴，或素体阴亏津少，或久病损耗肺津，引起肺阴虚损，甚则母病及子累及肾阴，终致肺肾阴亏。宜用甘寒药物以养阴生津，配以辛凉之品以宣肺清热。临床常用沙参麦冬汤、百合固金汤等加减治疗；若阴虚肺热，可选用养阴清肺汤、补肺阿胶汤等加减治疗。

（3）温肺阳。过敏性疾病后期亦可出现咳嗽，语声低微，咳痰清稀，喉中痰鸣，喘憋胸满，动则喘甚；鼻痒喷嚏，鼻流水样分泌物；腹痛即泻，多晨起时发作，腹部冷痛，得温痛减；神疲，肢体欠温，舌体胖大，舌质淡，舌有齿痕，脉沉缓等阳虚之证。高教授认为，过敏性疾病多反复发作，疾病迁延，阳气受损则肺脏虚寒，"肺久病则虚冷"；肺属金，肾属水，肺为肾之母，母病及子，病久伤肾，肾为诸阳之本，肺肾阳气虚弱，温煦纳摄失常，治宜温补肺肾之阳气，临床常用金匮肾气丸、右归丸等加减治疗。《本草问答》言："肺主行水，寒伤肺阳，水不得行，则停胃而为饮。"阳虚饮停者常用小青龙汤、苓桂术甘汤、射干麻黄汤等加减治疗。

四、小结

过敏性疾病一般发生在皮肤肌表，胃腑肠道，鼻窍肺间，或咳或喘，或痒或疹，或肿或痛，发病部位及临床表现各异，但皆可从肺论治而取得良好功效。其机制在于过敏性疾病有着相同的病因病机，其本在肺，具有"异病同治"的基础。在中医"异病同治"理论的指导下应用宣肺、肃肺、敛肺、清肺、补肺之法，从肺论治常见过敏性疾病，以肺为根本，辨证施治，补肺祛邪，标本兼顾，调整阴阳，平衡寒热，从而提高临床疗效。

（王海强）

第二节　基于"肺胃同治"理论辨治胃食管反流性咳嗽

胃食管反流性咳嗽（gastroesophageal reflux-related cough,

GERC）是因胃酸和其他胃内容物反流进入食管，导致以咳嗽为突出表现的临床综合征，约占慢性咳嗽的 28.5%。除主症咳嗽、咳痰外，亦伴反酸、胸骨后或胃脘部烧灼感、嗳气、腹胀等症状。GERC 具有反复发作、迁延不愈、治疗周期长、停药后复发率高、长期使用药物易产生诸多不良反应等特点。

高教授根据长期临床观察和实践经验，充分发挥中医优势与特色，通过对中医经典挖掘与 GERC 中医病机、证候的研究，确立"肺胃同治"的治则，提出"和胃降逆，肃肺止咳"的治法，以经方枳术丸加味，首制"贝母枳术方"，应用于临床十余载，可有效改善肺系、胃系症状，缩短疗程，减少复发，避免长期应用质子泵抑制剂等药物的不良反应。

一、基于 GERC 病机的文献研究确立"肺胃同治"治则

《素问·咳论》云："五脏六腑皆令人咳，非独肺也。"开宗立义，阐明病位，脏腑同病，若将病位拘囿于肺脏则可能失之偏颇，在病机分析及立法处方上亦可能弃本逐末，故高教授认为 GERC 一病之"肺胃同治"即如此。

"三焦咳状，咳而腹满，不欲食饮。此皆聚于胃，关于肺"是关于"肺胃同治"的最早论述，随之历代医家愈加审视"肺胃同治"在咳嗽病机学中的重要作用。杨上善《黄帝内经太素》："此六腑咳，皆以气聚胃中，上关于肺，致使面

壅浮肿气逆为咳也。"《诸病源候论·卷十四》："诸久嗽不已，三焦受之，其状，咳而腹满，不欲食饮。寒气聚于胃而关于肺，……气逆故也。"张介宾《类经》："诸咳皆聚于胃、关于肺者，以胃为五脏六腑之本，肺为皮毛之合，如上文所云皮毛先受邪气，及寒饮食入胃者，皆肺胃之候也……肺为脏腑之盖而主气，故令人咳而气逆。"

高教授认为，"聚于胃""关于肺"绝非仅表明病位在肺、胃，更见其病性、病机。诸医家强调了肺、胃两脏腑与咳嗽在生理、病理上的密切关系，高度概括了咳嗽的病因病机。聚者，聚集、积聚之义，强调邪气聚而为实，故病性属实；聚者，踞也，强调实邪盘踞于胃；聚者，拘也，强调胃气拘锁而阻遏气机，气机逆乱走窜，上逆"关于肺"则为 GERC。关者，相关、关联之义，强调肺脏之病变处于胃腑之疾患的关联与从属地位；关者，关闭也，肺气以宣发肃降、气机通畅为其顺，若肺气郁闭，必以咳嗽为首发症状。故而，众多医家所论述的邪气侵犯机体导致肺、胃两脏腑气机上逆为"胃咳"的基本病因病机，与高教授认为 GERC 胃气上逆、肺失肃降的病机相契合。

二、"肺胃同治"理论基础的深入思考与探讨

1. 解剖相邻，一膈相通

高教授认为 GERC 是涉及肺脏及胃腑的疾病。肺与胃一上

一下，仅一膈之隔，在解剖结构上密切相关。咽喉为肺、胃之共同通道与门户，《金匮翼·卷五·咽喉》言："咽接三脘以通胃，故以之咽物；喉通五脏以系肺，故以之候气。气候谷咽，皎然明白。"食管跨越上、中两焦，是连接肺、胃的桥梁纽带；气管上连咽喉，旁临食管。咽喉、气管、食管彼此纠结，一利皆利，一病俱病，反映了肺、胃两系统脏腑解剖之间的密切关联。同时，肺外合皮毛，胃主肌肉，肺、胃外合器官组织的紧密联系亦是"肺胃同治"理论的旁证之一。

2. 脉络相合，经气相连

《灵枢·经脉》云："肺手太阴之脉，起于中焦，下络大肠，还循胃口，上膈，属肺。"又云："胃足阳明之脉，起于鼻之交頞中……下循鼻外……循喉咙，入缺盆，下膈，属胃，络脾。"手太阴肺经与足阳明胃经同起于中焦，通过经脉直接相连。二者接近处近邻于肺，气血在此和合相汇：气户属足阳明胃经，为胃经与外界气血交换的门户，胃化生之营气与天部之宗气于此穴氤氲相接；中府属手太阴肺经，为肺经之募穴，手足太阴二经之交会，为脾肺之气汇聚之处。另外，足阳明胃经和足太阴脾经相表里，足太阴脾经与手太阴肺经又同属太阴同名经，同名经"同气相求"，通过表里经与同名经之间的转化，可间接证明足阳明胃经与手太阴肺经在经气上具有密切联系。

3. 气机相协，升降相因

《素问·至真要大论》言"诸气膹郁，皆属于肺""肺病者，咳喘逆气"，肺主一身之气的运行，通过宣发肃降调节全身气机的升降出入；胃为六腑之一，主受纳腐熟水谷，其气主通降，以降为和。陈修园在《时方歌括》中说："肺气之布，必由胃气之输"，肺气肃降下行可推动胃气和降通顺，胃气下降有助于肺之清气下纳于肾。肺之肃降与胃之通降在生理上相互协作，在病理上相互影响。

4. 津液相行，循行相承秉

《素问·经脉别论》有论，"饮入于胃，游溢精气，上输于脾，脾气散精，上归于肺，通调水道……"，脾胃运化津液，肺宣发肃降津液，胃、脾、肺皆为津液代谢的重要环节。肺为脾胃之"下源"，肺与脾胃在津液生成、输布道路上各司其用，方能保证津液的正常输布，如《血证论》中言："盖津液足，则胃上输肺，肺得润养，其叶下垂，津液又随之而下，如雨露之降，五脏戴泽，莫不顺利。"反之，若胃气失和，脾气失健，水湿运化不利，则水津不布，痰浊由生，三焦受累，胃气上逆，肺失宣肃。

三、"肺胃同治"的研究基础

首先，现代组织胚胎学认为食管、肺和胃均发育分化于胎儿前肠，即肺与胃的发育来源组织相同。其次，肺-肠轴是由微生物和免疫细胞介导的肺和肠组织之间的相互作用网络，胃肠道菌群可与免疫系统相互作用，介导胃肠道和肺之间的免疫功能，免疫细胞通过淋巴系统和血液循环影响局部乃至全身免疫稳态，由此证实胃肠道与肺之间可通过"肺－肠轴"互相关联、相互影响。上述研究为"肺胃同治"提供了客观理论基础。

四、"肺胃同治"在 GERC 治疗中的辨证要点

GERC 在中医属"内伤咳嗽""食管瘅""胃咳""食饱而咳"等范畴。《黄帝素问直解》所述"六腑以胃为本，五脏以肺为先，故承上文五脏六腑之咳而言，此皆聚于胃，关于肺……则气逆也"，当为提纲挈领之言，"气逆"二字为其辨证要点，可见本病以胃气上逆、肺失肃降为根本病机。高教授认为在外感邪气、嗜食烟酒、情志失调等诸多致病因素的共同作用下，内外之邪侵犯机体。一则扰及气机升降，胃腑不通，中焦气机壅滞，影响肺之气机肃降，致肺气上逆而咳嗽；胃气和降功能失司致胃气上逆，从而出现反酸、嗳气等；气机阻滞，不通则痛，可见胸骨后、胃脘部疼痛。二则扰及津液运行，脾胃运化水湿失司，不得散津，津聚生痰，上渍于肺而见咳痰；水液聚于胃脾，湿浊泛溢，则见嗳腐吞酸。本病始由胃而发诸肺，以胃为本，以肺为标。

五、"肺胃同治"在 GERC 治疗中的运用要点

1. 顾气机之升与降

肺主肃降，宜降不宜闭；胃主受纳，宜通不宜壅。二者均

以沉降为顺。《四圣心源》言："肺气不降之原，则在于胃，胃土逆升，浊气填塞，故肺无下降之路。"GERC 以肺胃气机上逆为中心环节，治疗当以燮理肺胃气机为先，以胃为本，以肺为标，和胃降逆并肃肺降气，病所之脏腑气机皆以沉降为宜。

纵观常用理气药，性味多辛、苦、温兼备，能入肺、沁脾、和胃、调肝，主司脏腑气机升降。如味偏辛者，宣发柔散而趋上；味偏苦者，降逆通泄而趋下，治疗脾胃病泛应曲当。现代研究认为降气药物能增强胃食管蠕动，增强消化道平滑肌兴奋性，增强食管下括约肌的抗反流屏障作用；并通过自主神经的调节作用，改善呼吸道呼吸功能和消化道的分泌吸收功能。治疗当使肺胃脏腑气机升降有常，肺气清肃则咳自止，胃气通降则嗳酸减，周身之气莫不从顺。

2. 兼津液之润与燥

《医宗金鉴》中指出"因胃浊，则所游溢之精气，与脾湿所归肺之津液，皆不能清，水精之浊，难于四布，此生痰之本，为嗽之原也"。脾胃功能失调，则体内水津代谢异常，停积于局部而不运化，聚为痰饮水湿之邪而发为咳嗽，此即"脾为生痰之源，肺为贮痰之器"之理，且脾喜燥而恶润，当以健脾燥湿为主。高教授认为肺于脾胃为水液循行之"下源"，承接脾胃之津液而得以濡养润泽，若脾胃运化水湿失司，不得散精，肺不得精则无以之滋润，故需兼顾肺之津液不荣而致病咳。津液之于机体，多寡以持中为宜，喜润者当雨露弥布，喜燥者当渗利阳土，善治者疏利两竣，不善治者旱涝两失。故而，燥土以化痰，润金以肃肺，是为本病调节津液之正解。

六、创制贝母枳术方

贝母枳术方由中医经典名方枳术丸加减而成，枳术丸为医圣张仲景首创，后经易水学派所传承改制，李东垣《内外伤辨惑论》："易水张先生枳术丸，治痞，消食，强胃。"高教授结合临床经验不断优化该处方，创制贝母枳术方。方中枳壳破气消积，化痰散痞，较枳实力缓而上，以利高位气滞；白术健脾益气，燥湿利水，麸炒入中增其健脾消胀之力。二者共为君药，枳壳主消，白术为守，共奏消积健脾、和胃止逆之功。川贝母清肺热而润肺止咳，主治"咳嗽上气，气上逆也"，茯苓渗湿利水，二者为臣，润肺而止咳，健脾利湿而调和胃气。陈皮健脾燥湿祛痰，旋覆花降逆止呕、降肺止咳，厚朴燥湿消痰、下气除满，鸡内金健运脾胃、消食化积，上四味共为佐药。诸药合用，功在和胃降逆，肃肺止咳。

七、小结

高教授临证 30 余载，总结 GERC 以胃气上逆、肺失肃降为根本病机，以胃为本，以肺为标，故以脏腑辨证为纲，确立

"肺胃同治"的治则，提出"和胃降逆、肃肺止咳"的治法，以经方枳术丸加味，创制"贝母枳术方"，此治则—立法—处方的确立，循其根本诊疗思路即肺胃同治，脏腑俱绥，升降相因，标本兼顾，全面体现了中医的整体观念。

（王海强）

第三节　基于"肺脾同调"从痰论治
慢性阻塞性肺疾病

一、中医对痰的认识

"痰"作为医学的专有名词，历史悠久。早在《神农本草经》中已有常山主"胸中痰结吐逆"及巴豆破"留饮痰癖"的记载。《黄帝内经》里虽然无痰字，但有"饮""涕""沫""汁"等，都与"痰"相类。张仲景《金匮要略》云"其人素盛今瘦，水走肠间，沥沥有声，谓之痰饮"，首创痰饮之说，认为痰饮有广义和狭义之分，指出广义痰饮包括痰饮、悬饮、溢饮、支饮，并对其进行了详细的论述。后世魏荔彤评述："《内经》言饮而不及于痰，言痰自张仲景始，已有痰病之说……细考其文，究以饮为主，而以痰为附论。"《素问·经脉别论》云："饮入于胃，游溢精气，上输于脾，脾气散精，上归于肺，通调水道，下输膀胱，水精四布，五经并行。"仲景论痰饮继承了《黄帝内经》的思想，阐述了其病因病机，"夫病人饮水多，必暴喘满，食少饮多，水停心下，甚者则悸，微者短气"，认为痰饮的形成和肺脾功能失调息息相关。

巢元方《诸病源候论》将痰和饮分开论述，建立了中医有关痰病最早的病因病机学说，揭示了痰生诸病，其候非一的病变特点，并提出了"百病多由痰作祟"的观点。宋元时代，因病生痰和因痰致病的问题已引起了医家们的普遍关注，不仅积累了临床经验，而且进行了深刻的理论探讨。杨仁斋《仁斋直指方》云"稠浊为痰，清稀为饮"，后世医家多宗其说。朱丹溪取百家之长，承前贤之说，临证识"痰"独具慧眼。首先立论"百病多有兼痰"，指出"痰之为物，随气升降，无所不到"，认为"痰来去无定，聚散无常，五脏六腑莫不为患，或贮于肺，或贮于胃，或凝滞于心膈，或聚于肠间，或客于经络四肢等等"，临证多从痰沦治。痰病论治历代医家多遵仲景"病痰饮者当以温药和之"的原则，认为痰饮为阴邪，每多挟寒，非温不化。而丹溪独辟门径，倡"顺气为先，治脾为本"的治痰之法，提出治痰"顺气为先，分导次之"的创见，所谓"善治痰者，不治痰而治气，气顺则一身之津液，亦随气而顺矣"，且"盖脾为后天之本，脾运不健，则津液不化，聚而成痰"，故脾为生痰之源，提出"实脾土，燥脾湿，是治其本也"，主张以二陈汤为准绳，灵活运用，而治一身之痰证。明清时期，对痰的认识趋于完备。《医门法律》云："肺主气，行荣卫，布津液，水邪入之，则塞其道，气凝则津聚，变成涎沫。"《医学实在易》曰："气通于肺脏，凡脏腑经络之气，皆肺气所宣。"《医方集解》曰："肺为水之上源。"共同揭示了若肺气虚，不能输布津液，则水饮凝聚而为痰。张介宾在《景岳全书》中指出"痰即人之津液，无非水谷之所化，此痰亦既化之物，而非不化之属也"，主张治痰当知求本，"善治者，治其生痰之源，则不消痰而痰自消"。《医学心悟》云："湿痰滑而易出，多生于脾。""治痰须理脾，以痰属湿，脾土旺则能胜湿耳。"《证治准绳》云："痰之生由于脾气不足……治痰宜先补脾，脾复健运之常，而痰自化矣。"《读医随笔》云："痰则无论为燥痰，为湿痰，皆由于脾气不足，不能运化而成者也。"又有《证治汇补》云："脾为生痰之源，肺为贮痰之器。"均为后世从肺脾论治痰病提供了理论基础。

二、痰与慢性阻塞性肺疾病的关系

慢性阻塞性肺疾病（COPD）是一种常见的、可预防和治疗的慢性气道疾病，其特征是持续存在的气流受限和相应的呼吸系统症状。COPD多属中医"肺胀"范畴，因久病肺虚，痰浊潴留，肺气胀满，不能敛降而发。目前，诸医家对本病的病机认识基本一致，认为其病性属本虚标实，本虚多为气虚、阴虚，甚则阳虚，见于肺脾肾心；标实责之痰浊、水饮、瘀血，三者相互影响，兼见同病。高教授认为，肺胀者本虚与标实可互为因果，病程缠绵，反复发作，难图根治，而痰为其核心病理要素，贯穿始终，同时又是其主要病理产物。伏痰难除，因外感反复诱发，痰随气升，气因痰阻，使肺之宣发肃降功能失调，复生痰浊，病因与病理产物互为因果，恶性循环，病势愈重。一项有关 COPD 中医证候证素的研究显示，痰是其最主要的病性证素，肺脾是最主要的病位要素。

三、肺脾同调治疗慢性阻塞性肺疾病

高教授认为 COPD 属中医"肺胀"病范畴，病机总属虚实夹杂，肺脾气虚是病机之本，"痰"是本病发生发展的关键，从痰辨治可获良效，而治痰之要，当在于"肺脾同调""肺脾同治"。

1. COPD 急性加重期

高教授辨治肺胀，遵循急则治标、缓则治本的基本原则，急性加重期以实证为主，辨治以痰为核心，分清寒痰、热痰、燥痰、湿痰之别，痰去则咳喘自消。温化寒痰常以三子养亲汤加减，多用紫苏子、紫苏叶、白芥子、苦杏仁、白前等；清化热痰多用温胆汤加减，常选桑白皮、竹茹、浙贝母、瓜蒌、海蛤壳、葶苈子等；燥湿化痰常以二陈汤加减，多选陈皮、半夏、厚朴等；润肺化痰方用沙参麦冬汤加减，常用川贝母、百合、沙参、麦冬、天花粉等。此外，"脾为生痰之源"，脾土生肺金，培土则能生金，故治痰之时常配以醒脾和健脾之法，热痰配醒脾，常佐用生薏苡仁、茯苓、莱菔子等，寒痰配健脾，常佐用清半夏、白术、白扁豆、陈皮等，体现了"肺脾同调"的证治思路。

2. COPD 缓解期

高教授遵循"未发扶正，已发攻邪"的原则，标本兼顾，祛痰通肺道，扶正培其本，补益之时兼顾祛痰，对预防急性加重、延长缓解期具有重要意义。肺胀者，大多年高久病，往往内已伤，当慎用峻药，且肺居上焦，"治上焦如羽，非轻不举"，故用药当轻灵，化痰之时注重清肺、润肺、宣肺，以防峻剂伤肺；健脾固本时宜缓补，以防虚不受补或闭门留寇。高教授选方多以异功散、六君子汤、玉屏风散、参苓白术散等加减，培土生金，外邪难侵，伏痰渐消。"肺喜润恶燥，脾喜燥恶湿"，用药注重润肺养阴、健脾燥湿。润肺养阴者，多投沙参、麦冬、桑叶、玉竹等；健脾燥湿者，常予黄芪、党参、茯苓、白术等。且 COPD 加重期在冬季高发，结合中医"冬病夏治"的思想，高教授多于春夏之时，为处于缓解期的患者补肺健脾以固护正气，预防急性加重，往往事半功倍。

四、小结

高教授认为"痰"是慢阻肺发生发展的关键，而肺脾气虚是病机之本，从痰辨治，肺脾同调，未病先防，既病防变，审慎辨证，灵活处方，可获良效。

（韩　海）

第四节　基于"辨病-辨体"结合论治中高危肺小结节

一、中高危肺小结节

肺结节为直径≤30 mm 较高密度的实性或亚实性肺部阴影，呈局灶性、类圆形，边界清晰或不清晰，不伴有胸腔积液、肺不张及肺门淋巴结肿大等的一类疾病，可分为孤立结节和多发结节（≥2 个）。肺结节直径<5 mm 者定义为微小结节，直径为 5~10 mm 者定义为小结节。肺结节根据密度可分为实性和亚实性肺结节，其中实性肺结节是指肺内圆形或类圆形密度增高影，病变密度足以掩盖其中走行的血管和支气管影，而亚实性肺结节因其内含磨玻璃密度成分，又称磨玻璃结节，是指 CT 显示边界清楚或不清楚的肺内密度增高影，但病变密度不足以掩盖其中走行的血管和支气管影。亚实性肺结节包含两类：一类是磨玻璃病灶内不含有实性成分的非实性结节，又称纯磨玻璃结节；另一类是磨玻璃密度和实性密度均有

的部分实性结节，或称混合磨玻璃结节。《肺结节中西医结合全程管理专家共识（2024 版）》中的肺结节危险程度分级具体见表 1。

表 1 结节危险程度分级

结节类型	危险分级		
	高危	中危	低危
实性结节	结节直径 >8 mm；结节直径介于 6~8 mm 兼有恶性 CT 征象	结节直径介于 6~8 mm 且无明显恶性 CT 征象	结节直径 <6 mm
部分实性结节	结节直径 >10 mm；结节直径 ≤10 mm 且实性成分比例 >0.5	结节直径 ≤10 mm 且实性成分比例 ≤0.5	无（考虑到部分实性结节恶性概率最高）
非实性结节	结节直径 >15 mm	结节直径 8~15 mm	结节直径 <8 mm，并且前一个规范的随访周期内未见结节增大

二、中医对肺结节的认识

中医古籍无肺结节中医病名的记载。肺结节起病缓慢，病灶较局限，病程较长，多进展缓慢，与"肺积""积聚""息积""痰核"类似。正如《金匮要略》云："积者，脏病也，终不移。"《黄帝内经集注》言："此肺积之为病也。肺主气而司呼吸定息，故肺之积曰息奔。在本经曰息积。积者，渐积而成，是以二三岁不已。"《寓意草》中记载："窠囊之痰……生长则易，剥落则难。"

肺结节的病因病机，目前尚未形成共识，高教授认为其病理因素可归结为痰、瘀、虚、气滞，病位以肺为主，累及脾、肾，病因多考虑内因与外因并见。外因为感受六淫邪毒，包括吸烟、大气污染、油烟、职业因素、电离辐射等。内因多与情志所伤、劳逸失调、禀赋亏虚相关。其中"烟为辛热之魁"，吸烟、工业气体、大气颗粒物等都归属烟毒范畴，烟毒羁留肺窍，煎灼津液，耗气伤阴，久则痰瘀胶结，无中生有，形成有形结节。情志内伤，气机郁结，血行不畅，久则气血郁于肺络，亦形成肺结节，正如《类证治裁·郁证》所云："七情内起之郁，始而伤气，继必及血。""积之成者，正气不足，而后邪气踞之"，肺气亏虚，津液失布，聚生痰浊，阻碍气机，血滞成瘀，终致痰瘀互结，聚成结节，正如朱丹溪所言："痰挟瘀血，遂成窠囊。"此外，肺病日久，累及脾肾，脾虚不运，肾气不化，复使津凝成痰，瘀血内生，久成结节。因此，本病病机多为虚实夹杂，虚者责之肺脾肾三脏不足，而实者多见痰湿、血瘀、气滞，甚则错杂为患。

三、辨病－辨体论治中高危肺小结节

病是指具有发病因素，发生特点和进展规律等一系列临床表现和鉴别诊断的疾病。辨病论治以肺结节发生、发展的自然规律为基础，结合现代医学的检查检验技术对疾病进行全面的评估，根据患者肺结节所处的阶段，制订相应诊疗方案，以达到延缓肺结节发展并降低其癌变风险的目的。

中医认为，体质是因个体脏腑、气血、阴阳偏颇而形成，表现为在功能活动与形态结构方面具有差异性的相对稳定的特质，是对人群身体状况的一种分类概括。辨体是基于以人为中心，根据其先天禀赋、后天生活环境和心理特点等复杂条件，大致判定出体质类型。在疾病状态下，体质可反映机体的发病倾向及证候特点，即表现为不同的中医证候和舌、脉，也会影响疾病发展趋势及预后。不同的体质类型可影响机体对疾病的易患性和倾向性，中华中医药学会于 2009 年公布的《中医体质分类与判定表》，将体质分为平和质、阴虚质、阳虚质、气虚质、湿热质、瘀血质、痰湿质、气郁质和特禀质 9 种体质类型。高教授临床发现肺结节患者以气虚质、痰湿质、气郁质、瘀血质多见。体质与证候关系密切，体病相关，辨病－辨体论治，针对肺结节患者的体质差异而进行调整，改善"结节体质"，使人体恢复"阴平阳秘"的状态，进而延缓甚至防止结节的恶变。

四、清金散结方

低危肺结节随诊观察即可，无须治疗，对于中高危肺小结节，高教授常以病体结合辨而治之，其中清金散结方是其有效经验方。本方由猫爪草、白花蛇舌草、生薏苡仁、赤芍等药物组成，具有清肺化痰、祛瘀散结之功效。方中猫爪草入肺经，解毒化痰散结；白花蛇舌草微苦而甘寒，清热解毒、消痈散结。生薏苡仁味甘微寒，功善利湿解毒、排脓除痹；赤芍酸苦微寒，《本草经集注》谓之长于"除血痹，破坚积"。高教授临床多以清金散结方为基础方，结合患者体质加减应用：气虚质加黄芪、灵芝以培土生金，补气固表；气郁质加枳壳、佛手以疏肝理气；痰湿质加陈皮、茯苓以健脾化痰；阳虚质加淫羊藿、桂枝以温肾助阳。此外，对于直径≥8 mm，或有分叶、毛刺、胸膜凹陷征及支气管征等恶性征象，或随访期间结节增大或实性部分增多者，考虑具有癌变倾向，临床常在辨体基础上加用三棱、莪术、皂角刺、浙贝母等理血祛瘀、软坚散结之品以提高疗效。对于影像学提示结节恶性可能性大者，在积极寻求现代医学治疗的同时，可酌情配伍一些经现代药理研究证实具有抗肿瘤作用的药物，如清热解毒类的白花蛇舌草、半枝莲、半边莲、龙葵、蒲公英、苦参、穿心莲、重楼、拳参等，活血化瘀类的三棱、莪术、丹参、桃仁、鬼箭羽、紫草、郁金等，化痰散结类的瓜蒌、牡蛎、海藻、半夏、百部、海蛤壳等，利水渗湿类的猪苓、泽泻、土茯苓、瞿麦、萆薢等。此外，蜈蚣、全蝎、土鳖虫、蜂房等虫类药的抗癌祛毒作用应予重视，但此类药物毒性较大，临床应用需谨慎。

五、小结

中医药治疗在控制肺结节发展、降低肺结节危险分级、抑制结癌转化方面具有潜在优势，然而，肺结节患者多无明显的临床症状，因此，传统的辨证模式并不适用。高教授提出于中高危肺小结节的辨病基础上进行中医体质辨证，辨病－辨体相结合，进而指导遣方用药，并依据肺结节疾病发展和体质的不同选择最佳的治疗管理策略，以截断甚至逆转病势，为肺结节的诊治提供新思路。

（曹仁爽）

第五节　基于"治上焦如羽，非轻不举"探析外感温病用药法则

"治上焦如羽，非轻不举"出自《温病条辨·卷四·治病法论》，比喻生动，是吴鞠通对上焦温病治疗原则的高度概括。上焦位居胸中，统括心肺，乃清虚之所，其生理功能主要是心肺的宣发、气津的输布，如同雾露灌溉滋润万物一样。《灵枢》中早有"上焦如雾"，"上焦开发，宣五谷味，熏肤，充身，泽毛，若雾露之溉，是谓气"的记载。吴鞠通谓："肺者，皮毛之合也。"外感温病由口鼻、皮毛而入，"自上而下，鼻通于肺，始手太阴。太阴金也，温者火之气，风者火之母，火未有不克金者，故病始于此"。吴氏根据温病初期病理特点，提出了"治上焦如羽，非轻不举"的理论，主张温热病

初期，邪犯上焦，选方用药应以轻清宣透为原则，宜宣肺达邪，透热外出，忌用味厚滋腻或重浊沉降之品。"治上焦如羽"是指以宣透为主驱逐邪气的方法，其意在以轻去实，被后世医家誉为治疗上焦温病之要旨，正和《黄帝内经》"因其轻而扬之"之意。高教授治疗外感温病，病在上焦肺卫者，遣方用药时首重"治上焦如羽，非轻不举"，临床疗效显著。

一、"治上焦如羽，非轻不举"在外感温病中的应用

1. 解表散热法

解表散热法以质轻味辛之辛散药与质轻性寒之清热药配伍，辛凉清解肺卫邪热，方用银翘散加减，其中金银花、连翘、竹叶性凉清解热毒，荆芥穗、淡豆豉、薄荷辛散开闭宣透。两者配用，既可增强疏散清热之力，又无凉遏伏邪之弊，寒而不凝，透而不汗，开郁清热力著。其他如牛蒡子、桔梗解热散结，疏风利咽；芦根清热生津，清润不腻。且采用轻煎频服法发挥药力维持药效，对温病初起表邪郁闭较甚，发热较重者最宜。高教授临床随证加减，对风寒郁表化热者，加麻黄、羌活；头痛甚者，加大薄荷用量，还可循经加川芎、白芷；高热不退者加石膏、滑石；口渴甚者，加天花粉；项肿咽痛者，加射干、玄参；衄者，去荆芥穗、淡豆豉，加白茅根、侧柏炭；咳剧者，加苦杏仁、厚朴；鼻塞流涕者，加辛夷、白芷；反复外感者，加党参、黄芪、白术、防风；肺炎喘嗽者，合麻

杏石甘汤加减以治之。

2. 宣散肺卫法

宣散肺卫法以味薄质轻性凉之品轻宣肺卫之气，方用桑菊饮加减。方以桑叶、菊花为君轻散风热。桑菊饮与银翘散相比，无荆芥、豆豉、金银花，故清热开郁力逊，添杏仁则宣降止咳力增。临床上，对于伤风、感冒引起发热恶寒等表证较轻，而鼻塞、咳嗽等肺气郁闭症状较明显的患者尤其适宜。对兼见咳嗽、痰黏难出者，佐以瓜蒌、浙贝母清肺化痰；痰中带血者，配伍白茅根、生藕节以凉血止血；伤津口渴者，加天花粉、芦根以清热生津；热邪较盛，气粗而喘者，加生石膏、知母以清肺胃之热。

3. 解表消暑法

解表消暑法适用于暑湿兼外感证。本证暑、湿、寒、热错杂，纯用辛温与暑热不合，尽取辛凉与寒凉相峻。辛凉辛温合用，既散表寒又清暑热，方选新加香薷饮加减，其中香薷辛温芳透，能由肺经达其络，疏表散寒而兼以祛暑化湿，有"夏月麻黄"之称；鲜扁豆花芳香而散，且保肺液，以花易豆者，恶其呆滞也，夏日所生之物，最能解暑。厚朴苦温燥湿，用厚朴皮为"以皮从皮，不为治上犯中"。连翘、金银花，取其辛凉达肺经之表，纯从外走，不必走中也。高教授临床常灵活运用，对表寒偏重者，重用香薷，加紫苏叶、防风等；暑热偏重者，重用金银花、连翘、栀子、黄芩、青蒿等；湿邪偏重者，重用厚朴、扁豆花，酌情加用佩兰、法半夏、白蔻仁、陈皮、苍术、泽泻等。

4. 轻宣芳化法

轻宣芳化法主要以质轻芳香之品宣化上焦之湿浊。适用于湿邪郁阻清阳，气化不能宣展，气机不得畅者，方以三仁汤加减，其中苦杏仁轻宣肺气，白蔻仁、厚朴、半夏芳香化浊，薏苡仁、通草、滑石淡渗利湿，竹叶轻清宣透郁热，共成轻可去实之剂。正如《温病条辨》中曰："唯以三仁汤轻开上焦肺气，盖肺主一身之气，气化则湿亦化也。"高教授临证，对湿重于热者，厚朴、半夏等温燥之药减量使用，加入芳香化湿的藿香、佩兰，利水渗湿的茯苓、泽泻等，化湿不助热，并佐以滑石、芦根、竹叶、车前草等清热利湿之品，给湿邪以出路；热重于湿者，则以清热为主，兼以化湿利湿，可加用黄芩、黄连、栀子、石膏、连翘等清热之品。

5. 轻解热毒法

轻解热毒法以轻透疏散之品合清热解毒之品，主治温毒初起见表证者。温毒外袭，咽喉肿痛，火毒郁闭清窍，病位在上，亦须用轻清之法，如普济消毒饮加减。牛蒡子、薄荷、僵蚕等可疏散风邪，连翘、马勃、板蓝根、玄参、甘草等能清热解毒消肿。此方皆系轻药，总走上焦，清肃肺气。临床运用往往去柴胡、升麻，以防升腾飞越太过，去黄芩、黄连，因其不合"如羽"之法，且有引邪入里伤胃之弊。

6. 辛凉清润法

辛凉清润法取质轻性凉清润之品，清透凉润肺中燥热，如桑杏汤加减，其中桑叶、淡豆豉辛散透邪，苦杏仁、浙贝母宣肺止咳，沙参、梨皮养阴润燥，栀皮轻清燥热。疏邪而不伤津，润燥而不碍表。诸药用量均轻，且栀子、梨俱用皮，正和《温病条辨》"轻药不得重用，重用必过病所"之意，适宜于初感温燥之证。对于病程日久，燥热伤肺，耗伤气阴者，高教授重用桑叶以加强辛散宣透之功，取清燥救肺汤之意，佐以石膏、麦冬清热生津，太子参、甘草补益气阴，适宜于温燥重证。

二、临证注意事项

1. 辛散药与寒凉药配伍要得当

治温病肺卫表证以轻清宣透为法，常以辛散药与寒凉药配伍运用。配伍得当与否是方药能否起效的关键之一。辛散药可宣散邪气，有辛凉、辛温之别，辛凉者宣散力弱但兼清热，辛温药宣散力强却易伤阴，寒凉药清热但过用有凉遏伏邪之弊。因此，临证须根据表邪的甚微与温热之程度权衡利弊适当配伍。

2. 选药轻清，恰达病所

其一是指所用之方药大多为质轻性浮入肺之品，突出了"宣透"的作用，"肺为清虚之脏，微苦则降，辛凉则平"，选用花、壳、叶、穗、草、根等微苦、微辛、微凉、气轻味薄诸药，如连翘、桔梗、薄荷、苦杏仁、金银花、竹叶、荆芥穗、淡豆豉、牛蒡子、桑叶、芦根等。在用寒凉药时亦不忘"轻"的原则，临床需慎用苦寒沉降、凉血厚腻之品，如黄连、生地黄等。其二是指处方剂量宜小，因得药力恰达病位之益，则收"药用三分，主挽沉疴"之效。反之则可因病所无药，而使疾病迁延，日久不愈。

3. 轻煎频服，勿犯中下

煎法、服法可直接影响疗效。"肺药取轻清，过煎则味厚而入中焦矣"，故临床煎药时间不宜过长，过煎药物致使方中轻清之药力耗散，失于升达上焦之力，而失"纯然清肃上焦"之机，反被方中厚味之药力坠入中焦，伤无邪之地而招致"开门揖盗之弊"。在服法上，"少用又有病重药轻之患"，恐难速效，须以频服之法维持药力。上焦温病病位在肺，故非一汗而解之证，治疗须不断轻清宣透，顺势向上托举，方能散邪外出，以使药力既恰达上焦，又能使药力源源不断维持于上焦，只有这样才能使轻清之剂虽仅具"如羽"之力，但可托举上焦温热诸证。

三、小结

高教授以"治上焦如羽，非轻不举"为原则治疗外感温病，病在上焦肺卫者，常治以解表散热、宣散肺卫、解表消暑、轻宣芳化、轻解热毒、辛凉清润之法，遣方用药时注意辛散药与寒凉药配伍得当，用药轻清，恰达病所，轻煎频服，勿犯中下。

（韩　海）

第六节　基于"清金化浊法"辨治慢性气道炎症性疾病

一、慢性气道炎症性疾病

慢性气道炎症性疾病是一类由炎症因子浸润气道引发的慢性疾病，其特征包括气道炎症、气道阻塞和气道重构，涵盖了慢性阻塞性肺疾病、支气管哮喘、支气管扩张等多种病症。慢性气道炎症性疾病发病率高，在我国支气管扩张的发病率约为1.2%，成人支气管哮喘患者约有4570万，慢性阻塞性肺疾病则为我国居民三大死亡原因之一，发病人数近1亿。

研究证实，慢性气道炎症与黏液高分泌现象存在密切关联。呼吸道感染、烟草接触或粉尘暴露等致病因素，使杯状细胞化生、增生，导致黏液过度分泌和积聚，加速肺功能的下降，导致疾病反复发作并不断加重。

针对气道炎症性疾病急性期，西医治疗以呼吸支持、抗菌治疗、黏液溶解剂、支气管扩张剂、糖皮质激素为主。近年来，抗生素耐药、激素的不良反应等问题加大了疾病治疗的难度。而中医药在治疗慢性气道炎症性疾病，特别是气道黏液高分泌情况，有着显著的疗效。慢性气道炎症性疾病多属中医"肺胀""喘证""哮病""肺痈"等范畴，病程缠绵，胶着黏腻，迁延难愈，其病因多为痰、湿、热、瘀等，而高教授认为上述病因均可归结为浊邪。

二、浊邪致病

浊，最早为古代水名，《篇海类编》将其解释为"不清"，《说文解字注》则称之为"清之反也"，义为浑浊、混乱。《黄帝内经》有言，"清阳出上窍，浊阴出下窍""清阳实四肢，浊阴归六腑"，当人体清浊升降失常，阴阳失调，则产生浊邪，正如"浊气在上，则生䐜胀""清浊相干，命曰乱气"等，皆为浊邪致人体气机逆乱，发而为病。

高教授认为性质浑浊、稠厚、黏滞的邪气均可归为浊邪，包括痰、湿、瘀、热等，致病广泛。慢性气道炎症性疾病发生急性炎症时，呼吸道黏膜充血、水肿，黏液分泌显著增加。炎症导致毛细血管的通透性增强，浆液性液体便从血管中渗出。这些浆液性液体与其他物质混合后，形成了大量的黏稠痰液，此为"有形之痰"，是可见的病理产物。此外，中医的"痰"还包含了"无形之痰"。"饮入于胃，游溢精气，上输于脾，脾气散精，上归于肺，通调水道，下输膀胱，水精四布，五经并行，合于四时五脏阴阳，揆度以为常也"，如《素问·经脉别论》中所言，肺为水之上源，上可宣发，呼出浊气，若雾露之溉，充身泽毛，下能肃降，吸入清气，下归于肾，将脾之水谷精微向下布散于其他脏腑，并将津液下输于肾和膀胱；通过肾的蒸腾气化，清者重新吸收，浊者则化为尿液排泄。高教授认为慢性气道炎症性疾病病程迁延，肺气宣降不利，津液不得敷布而内生痰浊，此为"无形之痰"。痰浊壅塞气道，滞留不出，深入脏腑经络，致病广泛，变幻多端，缠绵难愈，临床可并见有形之痰壅盛之象，呈现气道黏液高分泌的状态。痰浊为阴邪，易伤阳气，故慢性气道炎症性疾病患者往往在秋冬季节症状加重。肺主治节、朝百脉，慢性气道炎症性疾病患者大多高龄久病，日久肺失治节，无力助心行血，加之痰浊日久，阻碍气机，血液滞行而成瘀。痰瘀胶着，郁久化热，燔灼肺津，更助痰为患。痰、湿、瘀、热聚而成浊，内伏于体，复因外感，邪从口鼻皮毛而入，再伤肺金，并引动浊邪上干于肺，合而为患，这也是慢性气道炎症性疾病的病理基础。浊邪害病常复杂多样，导致病情反复急性加重，治疗难度大。

三、祛浊邪以治咳喘，清肺金而畅气机

浊邪为痰浊、湿浊、瘀浊、热毒等交织而成，基于此，高教授提出"清金肃肺、祛痰化浊"之法，在麻杏石甘汤合三子养亲汤基础上创制了清金化浊方，用于慢性气道炎症性疾病

急症浊邪热壅阶段的治疗，使浊邪去而咳喘平，肺金得清而气机通畅。方中桑白皮甘寒，泻肺化浊平喘，生石膏辛甘而寒，清热泻火，二者共为君药，清肺热而化痰浊。炒葶苈子辛、苦、大寒，炒莱菔子辛、甘、平，紫苏子辛、温，苦杏仁苦、温，四药为臣，辛而不烈，宣畅气机，略温而不燥，温则助痰浊得化，肃降肺气则浊阴降，清气得升。佐以辛、温、微苦之炙麻黄，助君药宣肺平喘而防其寒凉太过，与臣药配伍升降相因，宣清降浊；石菖蒲辛、苦，郁金苦、辛、凉，二者行气化痰，气行则水津得以敷布，气顺则痰火自消；浙贝母苦、寒，清热化痰。川芎辛、温为使，行气消瘀助化浊。诸药合用，治疗痰热瘀阻、浊毒内壅之慢性气道炎症性疾病，效如桴鼓。网络药理学及临床研究也证实了清金化浊方能够减轻慢性气道炎症性疾病急症的呼吸困难、咳嗽、咳痰等症状，缩短抗生素疗程，改善气道黏液高分泌状态及血液高凝状态，疗效显著，安全性好。

四、小结

慢性气道炎症性疾病为常见病，病因复杂，治疗难度大。高教授认为其核心病机为浊邪内壅，痰热瘀阻，故以"清金肃肺、祛痰化浊"为法，创制清金化浊方，使浊去而气机升降自如，水湿各归其路，血行顺畅，百脉通利。

（康 鑫）

第七节 基于"痰瘀同治、益气固本" 探讨慢性气道炎症性疾病的治疗

慢性气道炎症性疾病是一组常见的呼吸系统疾病，包括慢性阻塞性肺疾病、支气管哮喘和支气管扩张等，我国患病人数超 1.5 亿，发病率呈逐年上升趋势。高教授认为慢性气道炎症性疾病多属中医"肺胀""喘证""咳嗽"等范畴，其发病与先天禀赋不足、反复感受外邪等有关，病位主要在肺，涉及脾、肾，总属本虚标实，常以肺、脾、肾虚为本，痰、瘀为标。痰、瘀既是病理产物，又是致病因素，贯穿疾病的始终。基于此病机特点，高教授以急则治标、缓则治本及祛邪扶正为原则，提出本病治疗核心为抓痰瘀、重固本。

一、理论基础

咳、喘是慢性气道炎症性疾病的主症，其核心病理要素为痰饮、瘀血。

1. 痰瘀相关

痰瘀相关源于"津血同源"理论。津液和血液同源于水谷精微，化生于后天脾胃。《灵枢·营卫生会》言："此（指中焦）所受气者，泌其津液，化其精微，上注于肺脉，乃化

而为血"，《黄帝内经》言："水谷入胃，中焦受气取汁，变化而赤是谓血。"可见两者同源异类。《灵枢·邪客》云："营气者，泌其津液，注之于脉，化以为血。"说明了津、血可相互转化，伤津则耗血，失血则津亏。痰和瘀分别是人体水液、血液代谢障碍所形成的病理产物，痰由津化，瘀从血生，气运失司，津血运行失常，或气虚无力推动津血运行，易停而为痰瘀；或气滞使津液凝聚成痰，从而使血行不畅生瘀，气病既可成痰，又可致瘀。

2. 痰瘀致病

气病生痰生瘀，痰瘀既成则相互影响。《血证论》有述"血积既久，亦能化为痰水"，"内有瘀血，则阻碍气道，不得升降，气壅则水壅，水壅即为痰饮"，瘀血形成过程中易滞碍气机，阻滞络道，津液聚集化生痰浊，最终发生痰瘀互结。《丹溪心法》言"痰挟瘀血，遂成窠囊"，提出痰瘀常常兼挟致病。《丹溪心法·咳嗽》述"肺胀而嗽……此痰挟瘀血碍气而病"，明确指出痰瘀互结影响气机是慢性咳喘发生的病机关键。《灵枢·百病始生》说："气上逆则六输不通，温气不行，凝血蕴里而不散，津液渗涩。"提示气的失调可致津、血运行不畅，形成痰、瘀伏于内。肺气虚损，肺卫不固则易致外邪侵袭，外侵之邪多以肺内痰浊为依附，二者胶结，使疾病缠绵难愈，而外邪引动伏痰是咳、喘反复急性发作的重要原因。另外痰浊阻肺，进一步加重气机失调，影响血运，停而为瘀，痰瘀互结，相互影响，加重肺间痰浊，循环反复，迁延难愈，形成"久久之病"。

3. 痰瘀生成之根本

肺主行水，通调水道，脾运化津液，肾主水，如《灵枢·邪客》云："宗气不下，脉中之血，凝而留止。"《医宗必读·痰饮论》云："唯脾土虚湿，清者难升，浊者难降，流中滞膈，瘀而成痰。"《景岳全书·卷三十一》云："五脏之病，虽俱能生痰，然无不由于脾肾，脾主湿，湿动则为痰，肾主水，水泛则为痰。故痰之化无不在脾，而痰之本无不在肾。"肺虚则布津失常，脾虚则运化失司，肾虚则蒸化失调，故痰瘀的生成与肺、脾、肾三脏关系最为密切，三脏功能失调是痰瘀形成之根，三脏虚损是慢性咳喘发生之本。

二、止咳喘治标与治本有别

1. 治标抓痰瘀

因慢性咳喘发作与痰浊、瘀血内阻关系最为密切，高教授认为慢性气道炎症性疾病急性发作期，应抓住化痰兼祛瘀，痰化则瘀除，血行则痰去。痰瘀祛则咳喘止，祛痰分寒热，祛痰之法视寒热而定温清。

冬春季气候寒冷，外感风寒之邪，寒邪束表，肺气失宣，寒痰化饮，阴邪阻遏阳气，《难经·二十二难》言："血得温而行，得寒而凝。"故而痰瘀气滞因寒而进一步加重，其治重在化饮祛痰，气行而痰瘀自消矣，当治以温肺为法，着重温化寒饮，宣肺平喘。常用药物有陈皮、半夏、紫苏叶、炒葶苈子、炒莱菔子、苦杏仁、桂枝、细辛、川芎等。因寒性凝滞，寒主收引，寒凝血脉则瘀滞更盛，故化瘀时应温经散寒行瘀，常加桃仁、红花、川芎、当归等温经通络，养血活血。

夏秋炎热，风热内侵，或因痰邪黏滞、瘀邪积而不散，郁久生热，痰、热、瘀壅塞互结于肺，导致慢性咳喘急性加重，《医学正传》言："属热与痰在肺，清肺火降痰。"故当以清肺为法，在化痰祛瘀的同时，着重清解肺热，宣肺平喘。常用桑白皮、桔梗、牛蒡子、竹沥、浙贝母、前胡、天竺黄、瓜蒌等。邪从热化，血因热结，痰、热、瘀交结，互相影响、互相转化，故不可只除其一，临床常配合丹参、赤芍、牡丹皮等凉血活血之品祛瘀清热。此外，若疾病迁延不愈，顽痰瘀滞互结于络脉，可佐地龙、水蛭等虫类药，以发挥破血逐瘀、化痰通络之功。痰热偏甚者，常以温胆汤或桑白皮汤合麻杏石甘汤加减，力专清热宣肺，祛邪出表，防其入里传变。热邪炽盛者，痰瘀壅塞，酿生毒邪，可加金银花、黄芩、鱼腥草、白花蛇舌草等清热解毒、排痰宣肺之品。又因"同气相求"，热邪易袭阳位，痰火上攻，蒙蔽神窍则易进展至危重，可用涤痰汤、导痰汤加减以豁痰开窍，以防其变。

2. 标去重固本

慢性咳喘急性加重经治疗后症状缓解，邪实已大去，残留痰瘀之邪，本虚显现。高教授认为此时治疗应以益气扶正固本为主，兼清散余邪。重固护五脏之气，以肺脾肾为尤，调畅气机，祛除产生痰、瘀的基础。常以玉屏风散合二陈汤加减，收健脾补肺、益气固卫之效，多用黄芪、白术、防风、茯苓、陈皮、厚朴、鸡内金，咳痰甚者可加鱼腥草、芦根、白花蛇舌草。或以党参、黄精、川芎、地龙、五味子、冬虫夏草为主方，补益肺脾之气。气虚甚者，加黄芪；痰浊盛者，加全瓜蒌、浙贝母；瘀血甚者，加泽兰、丹参。病后气阴不足，由肺及肾，故可用金水六君煎、百合固金汤加减以调养肺肾、益气养阴，重在扶正祛邪、补足正气，进一步推动痰瘀之邪下行，余邪自去。

三、辅佐利水渗湿、通腑泄热、宁心安神之品，以提高止咳平喘疗效

1. 利水渗湿，导邪外出

津血同源，血水一体，痰饮、血瘀皆可顺水而出，故可"开鬼门，洁净府"，渗湿利水，导引邪实外出，可合五苓散、苓桂术甘汤加减，抑或联合石韦、车前草以健脾渗湿、利水行气，化痰瘀之邪从下焦而出。

2. 通腑泄热，釜底抽薪

《素问·咳论》说："肺咳不已，则大肠受之。"肺之实邪可下走大肠，通腑泄热可助清化痰瘀，意在釜底抽薪，可加苦

杏仁、瓜蒌子、厚朴、枳实等通腑行气泻火，导邪下行，此尤适用于伴大便燥结者。

3. 宁心安神，真气从之

邪气留滞，影响脏腑正常功能，扰动神志，神魂不宁，而兼失眠、嗜睡、梦语等，可治以宁心安神为法，使其"恬淡虚无，真气从之，精神内守，病安从来"。酌加酸枣仁、远志、合欢皮、柏子仁养心安神，茯神宁心安神，栀子、淡竹叶清心除烦、导邪外出，五味子益气生津、补肾宁心，生龙骨、生牡蛎镇惊安神等。

四、小结

慢性气道炎症性疾病以咳喘为主，肺、脾、肾三脏功能失调为疾病发生之根本，痰瘀生成是疾病的重要病理产物，亦是疾病加重、缠绵难愈的重要因素，遵于治病求本、急则治标、缓则治本原则，高教授结合多年临床经验，提出急则治标抓痰瘀，缓则治本重脏腑，注重温化、清化痰瘀，适时启用补益药物，同时可辅佐利水渗湿、通腑泄热、宁心安神之品，力专则强，提高疗效。

（李艳斐）

第八节 基于"络病学说"以宣通为法治疗难治性肺系病

一、络病学说与慢性难治性肺系病

络脉，有广义和狭义之分。广义的络脉包含"经络之络"和"脉络之络"两层概念。"经络之络"是指经络中络脉的部分，与经脉相对而言。经脉是经络系统中的主干部分，而络脉是由经脉不断分支而形成的。《黄帝内经》云："经脉为里，支而横者为络，络之别为孙。"这就是说"络脉"是对经脉支横别出的分支部分的统称，具有由大到小、广泛分布的多维网格状结构的特点。而"脉络之络"应理解为"脉络"的分支，"脉络"在《黄帝内经》中多指血脉，在《黄帝内经》之后的医学著作中多指血脉和血管。因此，"脉络之络"可理解为"脉络"的分支及血脉的分支，更强调了其血管属性，也可理解为血络。狭义的络脉就仅指"经络之络"。临床应用中大多参照广义上的络脉。

《类经》提到"血脉在中，气络在外"，因此，高教授认为经脉系统是由"气脉系统"和"血脉系统"共同构成，气脉是无形之经气运行的载体，而血脉是有形之血液循环的通道。络为经络之络和脉络之络，故识别络脉，亦当分"气络"

和"血络"。无形之经气应包括清气、卫气和宗气,行于经中谓之"经气",由经入络,就成为"气络"中的"络气"。同理,血液运载营养物质行于血脉,也行于"血络"。气络与血络并行循环,在生理上相互依赖、互根互用,病理上也相互影响、互为因果。

络脉分为"阴络"和"阳络"。《类经》云:"以络脉为言……深而在内者是为阴络……浅而在外者是为阳络。"阳络分布于体表,为"诸脉之浮而常见者",阴络为"脏腑隶下之络",阴络构成所在脏腑的有机组成部分,故可分为肺络、心络、肝络、脾络等。

络病,即不同病因作用于络脉,使络脉的功能和(或)结构受到影响,产生异常的状态。当络脉受到影响、功能异常后也会产生相应的病理改变,进而导致疾病的出现,因此,络病既可以是一类病,也可以是病机。叶天士在《临证指南医案》指出"初病在经,久病入络""病久痛久则入血络""已属络病,难除病根""积年沉疴,非旦夕速效可知矣"。疾病在经不解,或邪盛或正虚,病邪入里,由气及血,由经至络,致络脉壅滞成络病。络病的病因有外邪袭络、情志内伤、久病入络、病理产物堆积、饮食、劳倦、医过等,其病性多为虚实夹杂或本虚标实。病位多在内在脏腑,或具有阳络—经脉—阴络循环演变过程。病理产物多易堆积至络脉中,病势缠绵难愈。

慢性难治性肺系病多指因基因－环境相互作用，病程长、病情易反复、迁延不愈的非传染性肺系病，临床中多把慢性阻塞性肺疾病、慢性肺源性心脏病、肺动脉高压、肺间质纤维化、肺癌等归于其中。慢性难治性肺系病的病程、转归预后与络病的病因、病机、病势等有明显相关性，因此临床中可以络病理论为基础论治慢性难治性肺系病。

二、宣通为法

络病学说萌芽于《黄帝内经》，成型于《伤寒杂病论》，成熟于《临证指南医案》。络病学说体现了中医学对人体疾病更形象更深入的认识。络病辨证是一种综合辨证方法，其在传统辨证基础上结合了络病的生理结构和功能特点。"通络法"是经典的络病治法，随着络病学说的成熟，逐渐取代早期的活血化瘀法。

肺为"华盖"，在五脏中位置最高。《医贯·内经十二官》描述肺脏："喉下为肺，两叶白莹，谓之华盖，以覆诸脏，虚如蜂巢，下无透窍，故吸之则满，呼之则虚。"根据《黄帝内经》记载，肺的生理功能有：肺主气，肺主宣发肃降，肺主通调水道，肺朝百脉，肺主治节。肺的生理特性：肺与外界直接相通，为娇脏，不耐寒热，与秋气相应。肺之气络、血络相互伴行、交织、沟通，构成肺脏最基础的工作单位。高教授认为肺之络病，可在气络亦可在血络，同时因肺脏的生理功能和生理特性，气的主导地位更不可忽视，肺之络病，通络法更多是通气，气行则血运如常，通气旨在恢复肺之轻、清，宣通法由此提出。

三、宣通法的临床应用

叶天士在络病学说诊治上提出四类通络药，即辛味通络药、虫类通络药、藤类通络药、络虚通补药。因肺的生理特性，高教授多以宣通法治疗肺之络病，临床建议适当应用辛味通络药，结合肺之象，选择同形之品，如藤类通络药物，并加以补益之品助力。

1. 慢性阻塞性肺疾病

慢性阻塞性肺疾病（COPD）是临床常见的慢性难治性肺系病，多属中医"肺胀"范畴，病程迁延，缠绵难愈，治疗难度大。高教授认为其病机总属肺、脾、肾三脏俱虚，痰浊、血瘀胶着入络，病位在气络，病性属本虚标实，本虚以气虚、阴虚为主，甚或见阳虚，标实可见痰饮、瘀血，或兼见同病。COPD 急性加重期以治标为先，"痰随气升、气因痰阻"，痰气互为因果，故痰气同治，气顺则痰消。高教授临床多用枳壳、陈皮、紫苏叶、桔梗以理气化痰，取其味辛升散的作用，但因肺胀患者病性本虚，故上述药物用量不宜大。甘能生津，苦寒能清热，故可联合川贝母、竹茹、芦根，清热化痰、润肺生津。竹茹为竹子茎秆的干燥中间层，芦根为芦苇的根茎，二者形似脉管，同形类象，药效更易达病位。痰由津化，瘀由血生，津血同源，皆由水谷精微化生。病理上，气运失司，津血运行失常，或气虚失于推动津血运行，津血停聚成痰瘀，或气滞而津液凝集成痰、血行不畅而成瘀。故高教授在治疗中常在理气助气基础上联合活血养血之品，如当归、川芎。当归味甘而重，善补血，其气轻而辛，故又能行血，补中有动，行中有补，为血中要药。川芎辛温香燥，走而不守，既能行散，上行可达巅顶，又入血分，下行可达血海，为血中气药。COPD 稳定期以肺、脾、肾三脏气虚为主，久病伤阴，甚则阳虚，治疗则以补益为主，兼顾祛邪。高教授临证多用党参、黄芪、黄精、山药、茯苓。其中党参、黄芪、黄精，补肺、脾、肾三脏之气，药性或平或微温，不燥且润，可护阴液。脾为肺之母，山药补脾助运，茯苓补脾渗湿，补而不滞。

2. 慢性肺源性心脏病、肺动脉高压

慢性肺源性心脏病是由于支气管－肺组织、胸廓或肺血管等慢性病变，导致肺血管阻力增加、肺动脉高压，继而出现右心室结构或（和）功能改变的疾病。肺动脉高压是指孤立的肺动脉血压增高，而肺静脉压力正常，主要原因是肺小动脉原发病变或其他原发病变导致肺动脉阻力增高。此病临床症见喘息胸闷，动则加重，咳嗽，甚或唇甲发绀等，仍属中医"肺胀"范畴，但其标实多以痰瘀并见或血瘀肺络为主，病位主要在肺之血络，其次是气络，故治疗时应先祛除病理产物之痰

瘀，以通络为法，不论气络、血络，均可联合赤芍、丹参，取其苦寒凉血散结之功。同时也正因病位更深，气虚更甚，阴虚并见，可联合红景天、红参补气养血益阴，使气络、血络通畅运行，恢复肺之宣肃。

3. 肺间质纤维化

肺间质纤维化亦是临床常见的慢性难治性肺系病，大多治疗困难，预后欠佳。其多属中医"肺痹""肺痿"等范畴。《素问·玉机真脏论》："风寒客于人，使人毫毛毕直，弗治，病入舍于肺，名曰肺痹，发咳上气。"由此提出了"肺痹"的病名。《辨证录》云："肺痹之成于气虚，尽人而不知也……肺气受伤，而风寒湿之邪遂填塞，肺窍而成痹矣。"指出肺痹的主要病机为肺气痹阻不通，而邪气内舍是肺痹的关键病因。外邪侵袭于皮肤肌肉经络，填塞肺窍，痹阻于内，肺失宣降清肃，发为肺痹。此时宜宣通肺络，恢复气机，避免肺叶痿弱。畅通气机，宜轻入药，高教授多以金银花、菊花、桑叶宣肺气，给邪气以出路，亦有引经之意，可载药上行。同时，可选用仙鹤草清热解毒、补虚强壮。

肺间质纤维化以咳吐浊唾涎沫为主症时，辨病当属"肺痿"。《医门法律》言"肺痿者，肺气萎而不振也"，"总由肾中津液不输于肺，肺失所养，转枯转燥，然后成之"，而肺本为娇脏，"热则气灼，故不用而痿；冷则气沮，故亦不用而痿也"。由此可知肺痿之病，病在气络。魏荔彤《金匮要略方论本义》将之分为虚热与虚寒："肺叶如草木之花叶，有热之痿，如日炙之则枯；有冷之痿，如霜杀之则干矣。"高教授通过临床实践认为，肺痿在治疗时亦当辨别寒热虚实。肺叶痿弱，虚证为主，虚热证易火逆上气，常伴有咳逆喘息；虚寒证常见上不制下，小便频数或遗尿。肺痿治疗重在补虚，以补肺生津为原则，考虑虚而不足的特点，不充盈易滞缓，故以补虚而使其通。虚热证，治当清热生津，高教授多以五味子、麦冬、太子参、黄芪、红景天等配伍应用。五味子酸甘生津，敛肺益气，生津润枯；麦冬味甘微苦而性微寒，苦寒可清热，味甘可润燥生津；肺痿之虚，唯太子参味甘微苦最适宜，取其温补而不燥。虚热日久，津液耗伤，血行不畅，气机阻滞，故选黄芪与红景天配伍，补气以行血，养血以行气，故气络、血络得以顺畅。虚寒证，治当温肺益气，而摄涎沫。高教授多以培土生金之法补之，临床多以甘草干姜汤加减随证治疗。《素问·经脉别论》说："饮入于胃，游溢精气，上输于脾，脾气散精，上归于肺。"脾为肺之母，子病虚寒，通过温补其母而暖之，且暖而不燥。方中甘草扶脾胃之阳、守固中焦，干姜温中复阳，有培土生金之意。亦可配伍白术健脾益气助运，脾强则水谷精微化生，血液得源，子随母壮，肺金得鸣。

四、小结

肺之络（包括气络、血络）在生理上交错伴行，病理上相互关联，要结合络病生理结构和功能特点综合辨证，遣方选药时结合最基本的性味归经与肺络疾病的临床特性全面考量。

（李　珊）

第九节　基于"整体观念、形神兼养"探索间质性肺疾病中医康复疗法

间质性肺疾病是一组以肺泡壁、肺泡腔不同形式及程度的炎症和纤维化为病理基础，以进行性加重呼吸困难、弥漫性肺浸润影、气体交换障碍、限制性通气功能障碍及低氧血症为主要临床表现的一组弥漫性肺疾病的总称。其病因复杂，治疗难度较大，其治疗方式包括药物治疗和非药物治疗。中医康复作为一种非药物疗法，可改善患者呼吸肌、腹肌张力，加快膈肌上下移动幅度，预防呼吸肌疲劳，且可减少呼吸肌耗氧量，改善机体缺氧状态，增强运动耐力。研究证实，通过中医康复治疗可减轻患者呼吸困难程度，提高运动能力及生活质量，改善患者心理障碍及社会适应能力。2021 年世界中医药学会联合会颁布了《特发性肺纤维化中医康复指南》，在一定程度上肯定了中医康复在间质性肺疾病进展过程中的有益作用。

目前，中医康复治疗方法丰富多样，要根据患者的实际情况选择安全适宜，便于实施，易于掌握的综合性、个体化康复

方案。针对间质性肺疾病患者，高教授将食（食疗养生）、体（体育锻炼、运动养生）、意（调气以养神）巧妙联合，形成具有中医特色的多维一体的中医康复方案，可改善患者临床症状，提高患者生活质量。

一、药食同源、食疗养生

间质性肺疾病患者的饮食建议以适量的高蛋白、高脂肪、高维生素、低碳水化合物、易消化为宜，依据体重、身高、年龄计算每日消耗热量，三大营养成分的建议配比为：蛋白质20%、脂肪20%~30%、碳水化合物50%~60%。每日蛋白质的摄入量应为每千克体重1.5~2.0 g，并保证肉、蛋、奶等动物蛋白类食物摄入。间质性肺疾病患者多伴有不同程度的胃肠道功能减弱，可酌情应用助消化的药物，同时需选择有益的食物脂肪种类，如橄榄油、芥花籽油、芝麻油和花生油，以及鳄梨、坚果等。富含单不饱和脂肪酸的食物，有利于脂肪代谢平衡，可预防与血脂异常有关的心脑血管疾病的进展。此外，应适量补充各种维生素及微量元素，特别注意补充影响呼吸肌功能的钾、镁、磷等元素。B族维生素是三大营养物质代谢的必需维生素，维生素C则是组织修复必备的材料，有利于维生素的保存、消化及钙、磷等矿物质的吸收，应多食绿叶蔬菜及各种富含维生素及矿物质的食物。中医有"药食同源"之说，《黄帝内经》提出"毒药攻邪，五谷为养，五果为助，五畜为益，五菜为充，气味合而服之，以补精益气"，"药以祛之，食以随之"。"食疗"具有不伤脏腑，适合久服的优点，常言道"药补不如食补"，中医强调食物对人体的调养作用，食疗是利用食物的性味偏性来调理身体，改善健康状况的一种方法。高教授建议间质性肺疾病患者食用有补肺、健脾、益肾功效的食物，谷类可选高粱、玉米、小麦、大麦、大米、糯米；蔬果类可选南瓜、菜花、莲藕、韭菜、山药、红薯、白萝卜、西红柿、桑葚、橙子、柚子、山楂、梨、苹果、榴梿、桃子、大枣、枇杷、橄榄、柿子；肉类可选牛肉、鹅肉、猪肉、鸡肉、羊肉；水产品可选用海参、鲫鱼、鲈鱼、紫菜、虾、鳝鱼、甲鱼；禽蛋乳品可选鹅蛋、鸽蛋、鸡蛋、羊奶；菌类可选茶树菇、竹荪、木耳；坚果类可选核桃、板栗、白果、松子、腰果、杏仁、黑枣、荸荠；调味品可选姜、醋、紫苏叶、芝麻酱、蜂蜜等，各类食物均衡搭配，达到以食养人。

二、吐纳联合推拿康复方案

以中医传统功法理论和经络学说为指导，高教授推荐将吐纳联合推拿的康复方案应用于间质性肺疾病患者，具体方法如下。

1. 吐纳法

用鼻吸气到腹部气海丹田之处，吸气时腹部凸起；意随气行，注意力顺着气行的路线转移到以肚脐为中心的腹腔丹田，微停 1~2 秒，然后呼气时按进气的路线相反呼出，腹部凹进去，同时呼气嘴唇半闭呈吹口哨状，吸气量与呼气量相等。每次 20 分钟，每日 2 次。

2. 推拿法

患者取坐位或卧位，双上肢取穴天府、尺泽、合谷，行揉按法；患者取坐位，双下肢取穴足三里、丰隆、梁丘，行揉推法。按摩力度以患者耐受为度，每次 20 分钟，每日 1 次。先吐纳后推拿，无需间隔。

吐纳功法可同时对腹腔脏器起到按摩的作用，推拿法取穴以手太阴肺经、手阳明大肠经、足阳明胃经的穴位为主。尺泽是手少阴肺经的合穴，能调理肺气，清热和中，与天府相配，有降气止咳平喘的作用。天府位于臂内侧面，肱二头肌桡侧缘，局部按摩可有效缓解上肢肌肉的萎缩无力与疼痛。合谷是手阳明大肠经原穴，可清泄肺热，宣肺理气。下肢取穴以足阳明胃经为主，其为多气多血之经。丰隆是足阳明胃经络穴，联络脾胃表里关系，有清热涤痰、升清降浊的功效，是治痰要穴，正如《备急千金要方》所记载："津液凝滞为痰、痰浊上逆，宜取丰隆穴为要。"足三里为足阳明胃经之下合穴，具有调理脾胃、补益气血的作用，与合谷相配有双调气血、濡养肢体经脉之功。梁丘为足阳明胃经郄穴，是胃经经气聚集之处，具有活血止痛的功效。此推拿疗法的四肢选穴以调畅肺气功能及促进气血运行为主导，可起到缓解因缺氧而导致的肌肉萎缩、改善四肢肌力、减轻咳嗽喘息等作用。

三、五音呼吸操

《黄帝内经》中记载："天有五音，角徵宫商羽；地有五行，木火土金水；人有五脏，肝心脾肺肾。"商为肺之音，属金主收，故商调式五行音乐可入肺，具有升降调节肺脏气机、补肺育阴之效。高教授将五行音乐疗法与呼吸操康复训练相结合，创制了五音呼吸操，广泛应用于临床，亦适用于间质性肺疾病患者。具体功法步骤如下。

选取安静的环境，以适宜分贝聆听五音歌曲中商调式歌曲（如《阳春白雪》《二泉映月》《渔舟唱晚》等），并完成呼吸五步法及运动二段式。

1. 呼吸五步法

①闭目凝神 + 平静呼吸：躯干直立，身体上提，意在头顶百会穴，闭目，静心，做腹式呼吸。重复 3 次。②立位吸气 + 前倾呼气：双脚并立，双臂下垂，双手置于体侧，同时腹式吸气；躯干略前倾，双手压于腹部，同时腹式呼气。重复 3 次。③举臂吸气 + 压臂呼气：躯干直立，双臂由体侧上举至头顶，同时缩唇吸气；双臂由体侧缓慢下压，同时缩唇呼气。重复 3 次。④平举吸气 + 压腹呼气：躯干直立，双臂由体前上举平肩，同时腹式吸气；双臂下落，双手压腹部，同时腹式呼气。重复 3 次。⑤跨步扩胸吸气 + 收步呼气：躯干直立，单脚前跨一步，同时双臂屈曲，双手自胸前向外做扩胸运动，缩唇吸

气；前跨步收回，双手下落至体侧，缩唇呼气。重复 3 次。

2. 运动二段式

①自由举：双上肢自由举物体，同时配合缩唇呼吸，每次 5 分钟。②步行：开始每次平地步行 10 分钟，每周增加 5 分钟，直至每次步行 20 分钟。可同时配合缩唇呼吸。锻炼期间若出现肌肉紧张或疲劳不能耐受等情况，则应停止增加负荷。每周 4 次，最少连续治疗 8 周。

四、调气以养神——站桩功

高教授崇尚"呼吸精气，独立守神，肌肉若一"，"积神全神，游行天地之间，视听八达之外"（此传承于徐凌云教授的临证经验），并基于对《勿药元诠》中调息、养生和小周天的认识，建议间质性肺疾病患者酌情练习站桩功以调气养神。具体功法要旨如下。

一是调姿，即调整身体的姿势。全身要尽量放松，两腿分开，与肩宽持平，双膝稍屈膝下蹲，两手以自然抱球姿态置于胸前，舌尖抵上腭，双目平视微闭。

二是调意，即调节自己的意念。要排除杂念，停息思虑，意念操守于下气海丹田，如不能排除杂念，则想远不想近，想虚不念实，可以随呼吸想象气息的出入上下，自然心静。

三是调息，即调整自己的呼吸。用鼻子吸气，也用鼻子呼气。吸气要深至丹田，不能吸到丹田也想象认为吸到了丹田；

呼气要缓要慢。吸气与呼气时间之比为1:3,通过不断练习逐步达到1:6、1:9。每日2次,每次20~30分钟。

站桩功法练习建议注意气、意、形,"以意领气,以气动形";不宜多种功法同时练习,以防气乱;应循序渐进、量力而行;要做到坚持不懈、持之以恒。

五、小结

间质性肺疾病作为一组病因不同、发病机制不一的疾病,无统一治疗方案,其中部分病种复发率高,抑或无法治愈。近年来中医药在治疗间质性肺疾病方面的优势已有很多报道,其中,中药、针灸推拿、功法练习、穴位贴敷、耳穴压丸等疗法颇被重视。高教授通过综合运用食疗养生、吐纳法、推拿法、五音呼吸操、站桩功等康复疗法,可一定程度地改善患者的临床症状,增加肺活量,提高间质性肺疾病患者的生活质量。

(李艳斐)

第十节 基于"培土生金、金水相生"谈补肾健脾以益肺

一、肺脾相关

肺为娇脏,易受外邪,脾为肺之母,肾为肺之子,三者关

系密切。肺司呼吸，主一身之气；脾主运化，为气血生化之源。肺主行水，通调水道；脾主运化，为胃行其津液。因此，脾和肺的关系密切主要体现在气的生成和水液代谢。

1. 气的生成

肺主气司呼吸而摄纳清气，脾主运化而生水谷精气，精气上输于肺与清气合而为宗气，宗气关系着一身之气的盛衰。此外，脾主运化，为气血生化之源，但脾所化生的水谷之气，必赖肺气的宣降才能敷布全身。肺在生理活动中所需要的津气，又要靠脾运化的水谷精微来充养，故脾能助肺益气。因此，肺气的盛衰在很大程度上取决于脾气的强弱，故有"肺为主气之枢，脾为生气之源"之说。

2. 水液代谢

肺主通调水道以布散水谷精微，脾主运化水液以转输水谷精微，二者为调节水液代谢的重要脏器。人体的津液由脾上输于肺，通过肺的宣发和肃降而布散至周身及下输膀胱，正如《黄帝内经》说："饮入于胃，游溢精气，上输于脾，脾气散精，上归于肺，通调水道，下输膀胱，水精四布，五经并行。"脾之运化水湿赖肺气宣降的协助，而肺之宣降靠脾之运化以资助。若脾失健运，水湿不化，聚湿生痰而为饮、为肿，影响及肺则肺失宣降而喘咳。其病在肺，而其本在脾。故有"脾为生痰之源，肺为贮痰之器"之说。反之，肺病日久，又可影响于脾，导致脾运化水湿功能失调，常见肺脾气虚、痰湿内蕴之候。

二、肺肾相关

肺与肾关系密切，主要体现在水液代谢、呼吸运动及阴阳互资方面。

1. 水液代谢

肺主行水，为水之上源；肾主水液代谢，为主水之脏。肺气宣发肃降而行水的功能，有赖于肾气及肾阴肾阳的促进；肾气所蒸化及升降的水液，有赖于肺气的肃降作用使之下归于肾或膀胱。肺肾之气的协同作用，是体内水液输布与排泄正常的基础。因此，肺肾功能失调，水液代谢障碍则致水肿，正如"其本在肾，其末在肺，皆积水也"。

2. 呼吸运动

肺为气之主，肺主呼吸，为体内外气体交换的场所；肾为气之根，肾主纳气，吸引摄纳，使其归根。因此，肺的呼吸功能需要肾的纳气作用来协助。肾气充盛，吸入之气方能经肺之肃降而下纳于肾。若肾的精气不足，摄纳无权，气浮于上；或肺气久虚，久病及肾，均可导致肾不纳气，出现动则喘促。

3. 阴阳互资

肺肾阴阳，相互资生。金为水之母，肺阴充足，下输于肾，使肾阴充盈；肾阴为诸阴之本，肾阴充盛，上滋于肺，使肺阴充足。肺阴不足与肾阴不足，既可同时并见，亦可互为因果，致肺肾阴虚内热之候。肾阳为诸阳之根，能资肺阳，温肺阴及肺津，推动津液输布，则痰饮不生，咳喘不作。老年久病肺肾阳虚，故作痰饮喘咳。

三、补脾与补肾

鉴于肺、脾、肾三脏的密切关系，故而才有"培土生金""金水相生"的治法。肺之为病，补虚之法，历来有健脾与补肾之争。其同者均从"本"治，健脾者抓"后天之本"，补肾者抓"先天之本"；其异者，健脾实质是调补气血，补肾者实质是调整阴阳。

沈老认为健脾不如补肾。脾土属中焦，是脏腑生理活动的中枢，中焦运化正常，则承上启下、升清降浊功能正常，正气由虚转旺，"邪不可干"。所以"健脾"派力主调补中焦脾土，脾为后天之本，气血生化之源，补脾实为补气养血，但是补气养血之品亦有其弊端：一者性温，易有热性炎上之虑，服久易致口干咽燥，甚则鼻衄躁烦；二者味腻，常有碍胃减纳之弊，过量常服，多致食纳下降，得不偿失。

肾脏属下焦有双性，既阴又阳，既水又火，是人体生命活动的原动力，脾土的运化，全赖肾气的蒸化。补肾者必调阴阳，这比健脾更全面，而且可克服补气养血之品炎上和碍胃的两个弊端。由于阴阳互根互用，故补肾时当遵循景岳之训："善补阳者必于阴中求阳，则阳得阴助而生化无穷；善补阴者必于阳中求阴，则阴得阳升而泉源不竭。"也就是在温补肾阳时，稍配滋阴之品，如枸杞子、女贞子、墨旱莲、桑椹辈。在滋补肾阴时，稍佐温阳之品如淫羊藿、菟丝子、肉苁蓉、巴戟天类。临证时应用补肾法，一般以地黄汤为基本方，再随病和随证加味，成为有效的补虚基本方。

四、肺之为病，脾肾为补虚关键

高教授传承、发展沈老临证经验，认为肺之为病，脾肾为补虚关键。临证时注重分期论治慢性肺系病，不拘泥于补肾还是健脾。高教授认为肺之为病，咳喘急性发作时，当以健脾为主，化痰利水，减少致病之邪，从而改善临床症状；缓解期或喘而日久，则以补肾为主，固本培元，行纳气平喘之责；肺病日久，脾肾两虚时，则健脾与补肾并重。

1. 健脾以补肺

高教授健脾以补肺时，喜用四君子汤、小建中汤、参苓白术散等，其中参苓白术散最为常用，该方出自《太平惠民和剂局方》，是在四君子汤基础上加山药、莲子、白扁豆、薏苡仁、砂仁、桔梗而成，兼渗湿行气，并有保肺之效，是治疗脾虚湿盛型肺系病及体现"培土生金"治法的常用方剂。此方健脾益气，和胃渗湿，主治气短喘息，胸脘闷胀，咳嗽痰多，乏力纳差，食少便溏，或吐或泻，形体消瘦，面色萎黄，舌苔白、质淡红，脉细缓或虚缓等。现代药理学研究认为本方有抗菌、抗炎、抗氧化、调节免疫等作用。高教授最常应用本方治疗支气管哮喘、过敏性鼻炎、慢性支气管炎等肺脾气虚、痰湿内蕴型肺系疾病，以达健脾补肺、祛痰化湿之效；此外，健脾以补肺，可固肺卫，使"正气存内，邪不可干"。

2. 补肾以润肺

高教授补肾以润肺时，喜用七味都气丸等地黄类方，六味地黄丸出自钱乙《小儿药证直诀》，由熟地黄、山萸肉、干山药、泽泻、牡丹皮、茯苓组成，可滋补肾阴，专治肾阴不足，虚火上炎证。《医宗己任编》以六味丸加五味子，名"七味都气丸"，以五味子的酸敛纳气而治肾阴不足，肾不纳气证。在六味地黄丸基础之上各名医大家加减组方，形成了风格各异的十几种类方，可根据不同情况选用。例如，六味地黄丸加桂枝、车前草、川牛膝等组成"济生肾气丸"，除温阳外，加强利水之效，主治咳喘日久，形体消瘦，畏寒肢冷，腰膝酸软，颜面、下肢水肿等兼阳虚水泛者；加知母、黄柏为"知柏地黄丸"，增强清降相火之力，主治咳喘日久，夜间盗汗，五心烦热而见阴虚火旺者；加麦冬、五味子曰"麦味地黄丸"，增强清肺润肺之力，主治久病咳喘，劳热咳血，舌红少苔，而见肺肾阴虚者。

五、小结

高教授认为肺系疾患，久病致虚，脾肾为补虚关键，急性期多以健脾为主，培脾土以生肺金。稳定期多以补肾为主，固本培元，补肾以润肺，或健脾、补肾并重。临证时辨证准确，有的放矢，治法、方药适宜，则能事半功倍。

（张　文）

第十一节　基于"治未病"理论谈戒烟

一、"治未病"理论

"治未病"理论是中医学的瑰宝，充分体现了中医理论的先进性与科学性，其核心内容"未病先防，既病防变，瘥后防复"被历代医家不断实践、补充和发展。《素问·四气调神大论》云："是故圣人不治已病治未病，不治已乱治未乱，此之谓也。夫病已成而后药之，乱已成而后治之，譬犹渴而穿井，斗而铸锥，不亦晚乎！"孙思邈说医者当"消未起之患，治未病之疾，医之于无事之前"。其核心理念均是"未病先防"。《金匮要略·脏腑经络先后病脉证第一》曰："夫治未病者，见肝之病，知肝传脾，当先实脾。"《温热论》认为"或其人肾水素亏，虽未及下焦，先自彷徨矣，必验之于舌，如甘寒之中加入咸寒，务在先安未受邪之地，恐其陷入易易耳"。具是"既病防变"的临床实践。《医宗金鉴》言："新愈脏腑皆不足，营卫肠胃未通和，多食过劳复生热。"《温疫论》曰："疫邪已退，脉证俱平，但元气未复，或因梳洗沐浴，或因多言妄动，遂致发热，前证复起。"都表明了疾病恢复期当避免暴饮暴食、劳累过度、再感外邪以达"瘥后防复"之目的。

二、烟草的危害

高教授认为"吸烟为致病之首恶，控烟为防病之首善"。我国是烟草大国，据调查，我国吸烟人数超过 3 亿，15 岁及以上人群吸烟率为 26.6%，其中成年男性吸烟率高达 50.5%。而烟草的危害是毋庸置疑的，目前我国每年有 100 多万人因烟草失去生命，若不采取有效措施降低吸烟率，到 2030 年，我国因烟草而死亡的人数将增至每年 200 万人。《本草汇言》述："烟草，味辛苦，气热有毒。"《本经逢原》："毒草之气，熏灼脏腑游行经络，能无壮火散气之虑?"而"肺者，相傅之官，治节出焉"，烟草烧而吸之，由口入里，其性燥热，熏灼肺脏，弥漫肺间，无处不到，久则使肺的生理功能受损。高教授认为，肺主气，司呼吸，为宗气出入之所，气机升降之枢。烟草灼肺，肺气不利，升降失司，则致咳嗽、喘息；肺为"声音之门"，声由气而发，故吸烟日久，常见声音嘶哑；肺主一身之气，调节卫气，外合皮毛，煦泽肌肤，若久嗜烟草，使肺卫功能失常，则多见皮肤憔悴、自汗、易感冒等。此外，"肺为水之上源"，主通调水道，肺气正常宣发肃降，才能使津液布散，下输于肾与膀胱。肺叶被灼，宣降失司，通调失常，津液停滞，可见痰饮、水肿、小便不利等。同时，肺朝百脉，助心行血，主治节。当烟草熏灼肺脏，肺治节失常，气病及血，血行不畅，瘀血内停，可见咳血、胸痛、心悸、发绀等。

中国慢性病前瞻性研究基于逾 50 万例受试者的研究数据发现，吸烟可显著增加 56 种疾病的发病风险和 22 种疾病的死亡风险，对于 18 岁前开始吸烟的男性，如果不戒烟，大约有一半将会因吸烟而早亡。吸烟与呼吸系统疾病密切相关。有充分证据说明，吸烟可以导致慢性阻塞性肺疾病、支气管哮喘、间质性肺疾病、肺栓塞、肺癌等，且吸烟量越大、吸烟年限越长、开始吸烟年龄越小，患病风险越高。并且，吸烟可以增加包括肺炎、肺结核等呼吸系统感染的风险。此外，烟草烟雾中至少含有 69 种致癌物，除肺癌外，吸烟还可导致口腔癌、喉癌、膀胱癌、宫颈癌、卵巢癌、胰腺癌、肝癌、胃癌、急性白血病等多种恶性肿瘤。同时，吸烟还可导致高血压、冠心病、2 型糖尿病等慢性病，严重危害健康。

三、戒烟与治未病

戒烟能降低慢性阻塞性肺疾病等的患病率，减少并发症，集中体现了中医"治未病"的理论内涵。经研究证实，戒烟可降低或消除吸烟导致的健康危害，任何人在任何年龄戒烟均可获益，且戒烟越早、持续时间越长，健康获益就越大。但是，成功戒烟是困难的，很多吸烟者因为难以忍受的戒断症状而戒烟失败，包括吸烟渴求、焦虑抑郁、头痛、唾液腺分泌增加、注意力不集中、睡眠障碍等。高教授带领团队积极倡导患者戒烟，并提供实用的戒烟咨询以帮助吸烟者应对戒断症状、避免吸烟诱惑、改变生活习惯等，在此基础上，辅助耳穴压丸、穴位按压、五音疗法、中药干预等方法以进一步缓解戒断症状，提高戒烟率。

1. 耳穴压丸

《灵枢·口问》说："耳者，宗脉之所聚也。"耳与经络之间密切相关。《厘正按摩要述》曰："耳珠属肾，耳轮属脾，耳上轮属心，耳皮肉属肺，耳背玉楼属肝。"耳与脏腑在生理功能上息息相关。因此，通过刺激耳穴可达到改善戒断症状、辅助戒烟的目的。参考取穴：肺、神门、口、气管、心、交感、内分泌。

2. 穴位按压

穴位是人体脏腑经络之气输注于体表的特殊部位，以点按、揉拿的手法按压特定的穴位可安神除烦，调和阴阳以缓解戒烟症状。参考选穴：百会、神门、三阴交、颊车、内关、合谷、足三里。

3. 五音疗法

《左传》中晏婴说"声亦如味"，朱震亨言："乐者，亦为药也。"音乐与中药相类，也有归经、寒热温凉及升降浮沉等特性。五音疗法最早见于《黄帝内经》，其中"角为木音通于肝，徵为火音通于心，宫为土音通于脾，商为金音通于肺，羽为水音通于肾"，论述了五音、五行及五脏的关系。高教授认为，通过三因制宜辨证应用五音疗法可调节五脏，进而影响五志（怒、喜、思、悲、恐），有助于缓解戒烟者的焦虑抑郁情绪、睡眠障碍等戒烟症状，进而达到成功戒烟的目的。

4. 中药干预

高教授认为，吸烟日久，烟毒灼肺，痰热内阻，肺失宣降，多见咳嗽、喘息，应以清肺化痰、止咳平喘为治法，多用苦杏仁、紫苏子、桔梗、前胡、紫菀、百部、浙贝母等。若见声音嘶哑、咽喉不利者，加木蝴蝶、薄荷、牛蒡子等；若见自汗乏力者，酌加黄精、党参、五味子等；若见水肿、小便不利者，可联合猪苓汤加减以治之；若见咳血、胸痛、心悸、发绀而证属血瘀者，可加川芎、赤芍、郁金等。此外，对于咽部异物感明显、自觉咽部有痰、频繁清咽的患者，高教授临床常用丁霍戒烟茶清热化痰利咽以辅助戒烟，临床颇有获效。本方由丁香、藿香、薄荷、芦根、桔梗、甘草组成。其中，丁香气芳香浓烈，味辛辣、有麻舌感，可给患者提供一定的口腔刺激，减低烟草需求。藿香芳香化浊，薄荷清热利咽，芦根清热生津，桔梗利咽祛痰，甘草清热解毒。对于戒烟过程中的戒断症状，如心烦不寐、情绪急躁等，高教授多以黄连温胆汤加减治之，口咽干燥者，加玄参、麦冬、芦根；痰多者，加桔梗、浙贝母、瓜蒌；心烦者，加淡豆豉、栀子；失眠者，加龙骨、合欢皮、远志等。

四、小结

"古人善为医者，上医医未病之病，中医医欲病之病，下医医已病之病"。高教授认为，医者当以"治未病"为宗旨，积极倡导戒烟，践行"未病先防，既病防变，瘥后防复"之理论，实现"但愿世间人无病"之理想。

（刘惠梅）

第三章　老方新用

第一节　凉温并用温胆汤

一、历史源流

温胆汤方名最早见于南北朝的《集验方》，其后被《备急千金要方·胆虚实》所收录，云："治大病后虚烦不得眠，此胆寒故也。"南宋·陈无择《三因极一病证方论》虚烦证治条下亦载有温胆汤，与《备急千金要方》所载相比，各药剂量均有减少，生姜减少尤甚，在此基础上增加茯苓、大枣两味。其主治则从"胆寒"变为"心胆虚怯"，其功用重在清胆，为后世常用经典方剂。

二、方药组成

温胆汤由半夏、竹茹、陈皮、枳实、茯苓、炙甘草、生姜、大枣组成，温凉并进，温而不燥，寓利胆于理气化痰和胃之中。方中半夏与竹茹一温一凉，相须为用，化痰和胃，止呕除烦。陈皮辛苦温，理气行滞，燥湿化痰；枳实辛苦微寒，降气导滞，除痞消痰。陈皮与枳实相伍，亦为一温一凉，理气化痰之力倍增，正合"治痰先治气，气顺痰自消"，使盘踞于中焦之湿痰沃物散而解之。"脾为生痰之源"，佐以茯苓健脾渗湿，以杜生痰之源。生姜、大枣调和脾胃，且生姜兼制半夏之毒。炙甘草益气健脾，调和诸药。全方共用，奏理气化痰，清胆和胃之功。

三、临床应用

1. 治疗证属痰浊、痰热的肺系病

传承沈老经验，高教授认为本方辨证要点为：头重、胸满、口黏、纳呆、苔腻、脉滑。其中尤以苔腻为要，"但见苔腻一证便是，其余不必悉具"。肺系病凡咳喘见痰，舌苔厚腻者，均可投以此方加减以祛湿化痰，止咳平喘。且肺为贮痰之器，脾为生痰之源，肺脾同调极为关键，临床中常配伍白术、炒薏苡仁等加强健脾利湿的功效。此外，痰湿郁于体内，阻滞气机，气郁易化生火热，痰热胶结，阻于肺脏，则咳吐黄痰、苔黄厚腻，多见于肺炎、支气管扩张合并感染、慢性阻塞性肺疾病急性加重等呼吸系统感染性疾病，高教授惯用本方加减治之，效如桴鼓。若热重，加黄芩、赤芍、玄参等清肺泄热；若咳吐黄痰，排痰不利，加桔梗、鱼腥草、金荞麦、葶苈子等清热化痰；若咳甚，加川贝母、枇杷叶、蜜百部等润肺止咳；若喘息，加蜜麻黄、紫苏叶、前胡等宣肺平喘；若痰浊闭窍，加

石菖蒲开窍豁痰、化湿醒神，郁金行气活血；久病及素体虚弱者，加仙鹤草、党参等益气补虚。湿性重浊，《黄帝内经》言："其下者，引而竭之。"且肺与大肠相表里，肺失宣降多伴大肠腑气不通，高教授常在本方行气化痰的基础上加用通利二便之药，蕴含"使邪有出路"之意，多配伍车前草、白花蛇舌草、石韦、芦根等以清热利尿，车前子、紫苏子、莱菔子等化痰兼通腑。此外，生姜辛温、炙甘草味甘、大枣滋腻，不利于祛痰化浊，故热盛痰多者，常弃之不用。

2. 治疗发热

"再论气病有不传血分，而邪留三焦，亦如伤寒中少阳病也。彼则和解表里之半，此则分消上下之势，随证变法，如近时杏、朴、苓等类，或如温胆汤之走泄。"温胆汤中祛湿药与行气药并用，因势利导，分消走泄，使弥漫于三焦的湿邪分道而消。高教授常以此方加减治疗湿热体质的外感发热患者，临床见发热，咳嗽胸闷，脘痞腹胀，小便不利，舌苔白腻，脉濡等湿热流连三焦，气化失司之候。本方可使其湿邪分消，气机通畅，湿去故热不独存而外解。若寒热往来，口苦呕逆，可加青蒿、黄芩以清解少阳。此外，高教授亦常用此方治疗病程较长的内伤发热，症见：发热，多以低热为主，午后热甚，心烦，胸闷脘痞，不思饮食，渴不欲饮，呕恶，大便稀薄或黏滞不爽，舌苔白腻或黄腻，脉濡数。高教授多以黄连易生姜治之，临床多有获益，若呕恶甚者加藿香、白蔻仁和胃泄浊；胸闷、苔腻甚者加郁金、佩兰芳香化浊。

3. 治疗心悸、不寐、躁狂等

温胆汤最早用于治疗胆寒所致虚烦不得眠，明朝戴思恭的《证治要诀·不寐》有云："有痰在胆经，神不归舍，亦令不寐。……痰者，宜温胆汤。"对于痰火扰心的心悸、不寐，症见心悸时发时止，受惊易作，烦躁胸闷，多梦失眠，口干口苦，小便短赤，舌红，苔黄腻，脉弦滑者，高教授常以温胆汤清热化痰，加黄连、栀子清心除烦，远志、石菖蒲、生龙骨、生牡蛎以宁心安神，若见火热伤阴，则加生地黄、麦冬、玉竹以清热养阴。对于素体气血亏虚而痰热不著的心悸、失眠，高教授常以本方减竹茹，加益气养血、宁心安神之人参、五味子、熟地黄、远志、酸枣仁而成十味温胆汤，意在化痰宁心、益气养血。此外，对于慢性阻塞性肺疾病急性加重并发肺性脑病，而见神昏、谵语、躁狂者，若见喉间痰鸣，舌红、苔黄腻、脉弦滑而数，则以本方加制胆南星、石菖蒲等，取涤痰汤之意。若见肝风内动之势，加天麻、钩藤、石决明等以平肝熄风。

（刘惠梅　何　彤）

第二节　泻火畅中半夏泻心汤

一、历史源流

半夏泻心汤出自《伤寒论》，张仲景所描述的半夏泻心汤病因是柴胡证误下出现变证，"伤寒五六日，呕而发热者，柴胡汤证具……但满而不痛者，此为痞，柴胡不中与之，宜半夏泻心汤"。邪陷于心下，脾胃升降失常，湿浊邪气凝聚，心火无法下降而旺于上。《金匮要略·呕吐哕下利病脉证治》："呕而肠鸣，心下痞者，半夏泻心汤主之。"指出半夏泻心汤主治少阳证误下后出现脾胃受损，痰浊内生，脾胃斡旋功能失调，导致心下痞满不痛，胃气不降则呕吐、嗳气，脾气不升则肠鸣、下利。后有历代医家、学者整理记载于多部医学论著中，如明代《医方考》《注解伤寒论》和《伤寒明理论》，清代《伤寒贯珠集》《伤寒论纲目》等。历代医家对半夏泻心汤的主治病证记载绝大多数为心下痞证。

二、方药组成

半夏泻心汤向源头追溯是由小柴胡汤化裁而来，在原有基础上去柴胡加黄连。方中以半夏降逆化痰止呕，降胃气，与辛热之干姜配伍共散脾寒，黄芩、黄连苦寒泄心下胃热，人参、甘草、大枣甘温补益中气，和脾胃，以复中州升降功能。全方共奏辛开苦降，寒热平调，消痞散结之效。组方中可见心下痞病机为痰浊内生，结于中焦而致气机痞塞，半夏泻心汤具辛开、苦降、甘补之势，"泻心"既是散心下痞，也是泻心膈热，交阴阳通上下。

三、临床应用

1. 治疗肺胀病之痰气交阻证

高教授认为肺胀者见胸中烦闷、腹胀不欲食，甚或小便短赤、口干舌痛，当辨为痰气交阻证。肺胀病为本虚标实之病，本虚以肺、脾气虚为主，标实以痰兼热、湿、瘀多见。高教授认为肺气虚则周身气虚，气机不畅，壅滞胸中，故见胸中胀满如塞；子病及母，脾气不足，运化失司，津液不能布散，聚生痰浊，故见咳痰多而不畅、纳差、腹胀，甚或恶心；痰湿停滞，心居中、主血脉，痰湿困裹则气血运行不畅，郁而生火，心火上炎，亦可见心烦闷、口干舌痛、小便短赤等症。高教授每遇此证，多用姜半夏代替半夏与干姜，干姜虽有温肺化饮之功，但有燥热助火之嫌，故选姜制半夏，以燥湿降逆，温中化痰；黄芩，清泻上焦热兼可燥湿；黄连少入，以清泻中焦之热而不伤正；人参补中益气，甘草补气和中止咳；大枣滋腻，多弃之。全方可泻上中焦之火热、复上中焦之畅快，如撤金钟之罩，以复其鸣。若见头昏沉、痰黏、舌苔厚腻，多加枳壳行气导滞，车前草清热利水祛湿，以宣通气机，通利水道，促邪外出；若见胸痛、舌暗，多加当归、赤芍、川芎、丹参，清热凉血，养血活血，亦可散结。

（李　珊）

第三节　轻清解表银翘桑菊类

一、历史源流

吴鞠通基于东垣清心凉膈散及叶天士的辛凉解表理论，谨遵《黄帝内经》"风淫于内，治以辛凉，佐以苦甘""热淫于内，治以咸寒，佐以甘苦"之训，又宗喻嘉言芳香逐秽之说，创银翘散（《温病条辨》），成为治疗温病初起、风热犯卫的辛凉平剂。其服法参考了普济消毒饮少量频服的服药方法，使药力平和而且持续地作用于上焦，有效地针对头面咽喉症状。

桑菊饮出自叶天士《临证指南医案》，叶氏未立方名，后经吴鞠通化裁之并命名为桑菊饮（《温病条辨》）。吴氏开创了外感病三焦辨证思想，提出了治疗外感病"治上焦如羽，非轻不举"的原则，创制了辛凉系列方，其中桑菊饮为治疗风温初起之辛凉轻剂，属"轻中之轻"，与银翘散常常相须为用，广泛应用于上焦疾病。

二、方药组成

银翘散由金银花、连翘、荆芥、淡豆豉、薄荷、牛蒡子、桔梗、竹叶、芦根、生甘草组成。方中金银花、连翘共为君药，辛凉透表、清热解毒、芳香避秽。荆芥、淡豆豉共为臣药，性微温，开毛窍，助邪外出，表邪通过此二药透表而出。余药为佐使药。薄荷辛凉轻扬、清热透表，辅助君药与臣药透解表邪；牛蒡子辛平，疏散风热，利咽止痛；桔梗配生甘草即《伤寒论》中的桔梗汤，能利咽喉，止咽痛，同时，桔梗还能宣肺止咳；竹叶寒凉，轻扬宣透，向外清透热邪，竹叶还能引热下行，从小便中泄热，给热邪找出路；鲜芦根有甘寒清热、保津生津之功效，因热邪易伤津液，故用鲜芦根汤煎药，体现了吴鞠通治疗温热性疾病"始终以救阴精为主"的未病先防思想。银翘散中诸药相配共同发挥疏风清热、祛除表邪的作用，同时兼顾了保津生津，是辛凉轻解法的代表方剂。

桑菊饮方由桑叶、菊花、苦杏仁、连翘、薄荷、桔梗、芦根、甘草八味中药组成。方中桑叶、菊花甘凉轻清共为君药，疏散上焦风热，且桑叶善走肺络、清泻肺热；薄荷辛凉为臣，助桑叶、菊花疏散上焦之风热；苦杏仁、桔梗宣肺止咳，连翘苦寒而清热解毒，芦根甘寒而清热生津止渴，共为佐药；甘草调和诸药，且有疏风清热、宣肺止咳作用，兼为佐使。八味药配伍共行疏风清热，宣肺止咳之效。

三、临床应用

银翘散和桑菊饮，作为"辛凉"代表方，临床中广泛应用于呼吸道感染性疾病，如急性咽喉炎、急性扁桃体炎、气管－支气管炎、肺炎等见发热、鼻塞流涕、咽痛、咳嗽等症者。高教授在实践中将两方的适应证拓宽，融合于治疗鼻炎及感染后咳嗽，获得较好疗效。

1. 治疗过敏性鼻炎、鼻窦炎等

"肺开窍于鼻"，轻宣肺气使鼻窍通畅，可改善鼻塞流涕、鼻后滴流等症，辛凉清热可改善鼻干、热、痛等症。如鼻塞严重、伴有头痛头沉，多联合白芷祛风通窍、防风祛风止痛。如合并发热，常加用石膏、白花蛇舌草。石膏清热泻火、生津除烦，对于发热鼻塞患者之口干烦躁有助益；白花蛇舌草清热解毒同时有利湿通淋作用，可加强竹叶从小便中泄热之功。

2. 治疗感染后咳嗽

高教授认为感染后咳嗽属余邪恋肺、肺失宣肃，故以银翘桑菊饮配伍紫苏叶、前胡、紫菀治之。紫苏叶辛温，宣散余邪、和中行气，前胡降逆止咳、清肺化痰，紫菀化痰止咳、降逆行气，与紫苏叶及桑叶、桔梗合用，使肺部气机顺畅。如症见阵咳频繁、口干咽干，可配伍白芍、甘草，白芍味酸收涩、入肺经，甘草利咽止咳、缓急和中，二者酸甘化阴，增加润肺止咳之功。

（李　珊）

第四节　和解要剂小柴胡汤

一、历史源流

小柴胡汤方出自《伤寒论》，张仲景以"往来寒热，胸胁苦满，默默不欲饮食，心烦喜呕，口苦，咽干，目眩，舌苔薄白，脉弦者，小柴胡汤主之"，推出小柴胡汤，至今 1800 余年。小柴胡汤为和解代表剂，《景岳全书》指出"和其不和也"，此方既能和解表里，又能和解三焦，被后世医家广泛应用于外感及内伤疾病。此后，在传承中医药的有利背景下，利用现代制药设备将小柴胡汤等传统经方制成中成药，广泛应用于临床。

二、方药组成

小柴胡汤由柴胡、黄芩、半夏、人参、生姜、大枣、甘草组成，主治上焦不通，中焦不行，而郁热内生，寒热不调，水饮不化。以柴胡为君，黄芩助之，由里达外，清透上焦郁而不发之热，《神农本草经》云："柴胡，味苦平，主行心腹肠胃中结气，饮食积聚，寒热邪气，推陈致新。"半夏燥湿下气止呕，以去中焦之水饮，与黄芩、生姜为伍，共成辛开苦降之势。此四药升降相因，寒热相成，是以"上焦得通，津液得下，胃气因和"。正气不足，营卫俱弱，是以更用人参、大枣、甘草生气益血，以补不足，助正驱邪。组方精当，正邪兼顾，升降有序，柯韵伯将小柴胡汤奉为和解表里之总方。

三、临床应用

1. 治疗呼吸系统疾病

传承沈老经验，高教授认为此方之适应证，无论其病证如何变化，其机制终是邪气结于半表半里。邪郁不散，发展为多种表象，故言柴胡证"但见一证便是，不必悉具"，虽然表象各有不同，但终因邪郁少阳枢机所导致。凡见咳嗽、咳痰、咽干、咽有异物感、鼻塞、鼻涕等，或是刺激性咳嗽变异性哮喘、感染后咳嗽、慢性咳嗽等，抓住少阳枢机不利，均可投用此方。兼鼻塞、流涕，加苍耳子、辛夷、细辛疏风通窍；咳黄稠痰者，加桑白皮、鱼腥草清热宣肺；胸闷气促者，加瓜蒌皮、枳壳宽胸理气化痰；咽干痒、痰少者，加牛蒡子、板蓝根、麦冬清热养阴利咽；兼头痛者，加葛根、川芎、白芷祛风通络止痛；怕冷、遇寒易发，加用黄芪、防风、白术益气固表。高教授指出，除注意少阳证外，需注意兼夹证，适时与他方合用。如合用半夏厚朴汤用于痰气交阻，气逆不降之久咳；合用射干麻黄汤加减治疗兼夹有咳痰，且痰色白量多等少阳夹饮之咳嗽。高教授善用此方治疗发热，认为此方对虚人、老人的发热，经期女性发热尤其适用。高教授指出此类发热常常以低热为主，或持续不退，或高热与低热交替出现，或反复发热，或定期发热。若见高热，可加生石膏清热除烦止渴；若见心烦、烦躁，可加瓜蒌宽胸散结；若见口渴、口干，可加天花粉清热泻火，生津止渴；若见咽痒，可加橘红、蝉蜕、连翘疏风理气；若见流涕，可加苍耳子、野菊花疏风清热。若经行发热伴下腹痛、经血色暗者，可加入桃仁、红花、当归、川芎、益母草祛瘀止痛；若伴口干、便干、经血鲜红量多血热者，可加入生地黄、丹皮、青蒿、地骨皮凉血清热；若热入阳明，见口干苦、头痛面赤者，宜加入黄连、栀子清热，临证中慎过用寒凉，以防寒凝于胞宫；若肝气郁结，胁肋胀痛者，可加川楝子疏肝行气，同时加用桑叶、薄荷佐以清肝，白芍、当归养血柔肝，香附理气活血；治疗热入血室之经行发热时，建议党参与柴胡用量为1:3，以发挥柴胡的解热作用。

2. 治疗消化系统疾病

小柴胡汤主治症状包括食欲不振、心烦喜呕、口苦咽干等，高教授常用此方治疗肝胃郁热型反流性食管炎、消化性溃疡、慢性胃炎等，而症见胃脘部疼痛、反酸、烧心、咽部不适等气机失调，郁滞化热之征象。用方中常常将人参换为党参，《本草正义》云："党参力能补脾养胃，润肺生津，健运中气，本与人参不甚相远……"若反酸、胃痛甚者，酌情加煅牡蛎制酸止痛；兼眠差梦多者，加首乌藤、柏子仁养心安神，当归、白芍滋养肝血以安神；若胸胁胀满疼痛者，可加茵陈、凤尾草、龙胆草、连翘清肝胆湿热，紫苏梗理气舒郁止痛；若年迈，脾胃消化功能偏弱，酌加焦神曲消食化积，健脾和胃；若兼嗳气、胸闷，遇烦恼则疼痛加重之肝气犯胃者，加郁金、香附、枳壳；若兼胃脘疼痛有灼热感，小便色黄之湿热者，减党参用量，加黄连、栀子、茯苓、厚朴、神曲、谷芽；若见腹隐隐作痛，空腹或劳累后痛感增加，易疲倦等脾胃虚寒者，减柴胡、黄芩用量，加黄芪、生姜、桂枝、茯苓、芍药，并将半夏改为制半夏，甘草改为炙甘草。

3. 治疗抑郁、失眠等精神疾病

高教授传承沈老经验，指出一身之病多由气机枢运不利产生，亦可通过转枢气机治疗，其理论对于治疗抑郁、失眠等精神疾病有较高的指导意义。小柴胡汤主治枢机不利，可畅气机，通血脉。高教授常用小柴胡汤加龙骨、牡蛎、大黄重镇安神，泻相火之热，治疗抑郁焦虑状态，甚至合并心悸者。对于失眠合并胸痛不适者，高教授常以本方加桂枝汤以调营卫，和阴阳，散收并用，使阳化气，阴成形，形气俱调。对于失眠、口苦、脘腹胀满、胸闷者，高教授常以本方去人参、甘草之补中，加大黄、枳实降浊且清肺金之热，白芍柔肝舒胆、补木气之阴，即化裁成大柴胡汤，以升清降浊，畅脾胃运转之径，动中轴枢转之机。

（李艳斐）

第五节　酸甘化阴芍药甘草汤

一、历史源流

芍药甘草汤出自《伤寒论》，其效在养血和阴、舒筋止痛，被誉为"止痛第一方"。最早用于治疗伤寒误汗亡阳后所引发的"脚挛急"，包括小腿拘挛、疼痛、抽筋。

二、方药组成

芍药甘草汤原方由白芍、炙甘草各四两组成。方中白芍为君，味酸苦，性微寒，归肝、脾经，可养血敛阴、柔肝止痛、平抑肝阳。炙甘草为臣，味甘，性平，归心、肺、脾、胃经，能补脾益气、缓急止痛、祛痰止咳、调和诸药。二者配伍，酸甘化阴，有调和肝脾、柔筋止痛之效。

三、临床应用

1. 治疗慢性咳嗽、支气管哮喘

对于慢性咳嗽、支气管哮喘，高教授常以芍药甘草汤为基础方酸甘化阴、解痉止咳。若症见咳嗽迁延不愈，咽喉不利，痰黏难咳，时有喷嚏流涕，酌加清半夏、厚朴、茯苓、紫苏子、苍耳子、辛夷、白芷、前胡等以宣肺利咽，理气化痰，解痉止咳；若症见咳嗽日久，咽痒，呛咳阵作，气急，遇寒热变化、异味等因素突发或加重，舌淡红，苔薄白，脉弦，可联合桔梗、前胡、紫菀、百部、防风、乌梅、蝉蜕、五味子等以疏风宣肺，解痉止咳；若症见慢性咳嗽，气短喘息，乏力，动则汗出，则配伍党参、黄芪、白术等以益气健脾，补肺固表。

2. 治疗老年便秘

高教授认为，老年便秘及慢性肺系病合并便秘者，核心病机均以气血不足、津液亏虚为主，故临床以芍药甘草汤为基础方酸甘化阴，养血滋阴。若症见排便困难，但大便不干，气短乏力，倦怠懒言，舌淡，苔白，脉弱，可配伍黄芪、党参、生薏苡仁、火麻仁、陈皮等健脾益气，润肠通便；若症见大便干结，头晕目眩，面色无华，唇甲色淡，酌加当归、生地黄、桃仁、枳壳等滋阴养血，润肠通便；若症见大便干结，心烦少眠，舌红，少苔，脉细或脉细数，可加玄参、生地黄、麦冬、石斛、北沙参等养阴生津，润肠通便；若症见大便困难，小便清长，腰膝酸软，舌淡，苔白，脉沉迟，可配伍肉苁蓉、牛膝、火麻仁、当归、泽泻、升麻、枳壳等温补肾阳，润肠通便。

3. 治疗各类感冒后遗症状

时人常因摄生不慎、饮食不节、素体不足等因素致卫表不固，当外邪侵袭时，感冒易发，复因过用布洛芬等解热镇痛药而使汗出过多，致营阴耗伤、津液亏损，故临床多见各类感冒后遗症状。高教授以芍药甘草汤为基础方酸甘化阴，养血敛阴，柔筋止痛，若见感冒后头痛不愈，隐隐作痛，双目干涩，面白乏力，舌淡，苔薄白或少苔，脉细弱或脉弦细，可配伍当归、生地黄、何首乌、川芎、女贞子、墨旱莲等滋阴养血，和络止痛；若症见感冒迁延不愈，时有烘热汗出，乏力，可加桂枝、生姜、大枣、黄芪以调和营卫，益气固表；若症见感冒后小腿抽筋、口干舌燥，可配伍生地黄、当归、木瓜、麦冬等养血滋阴，柔肝熄风。

4. 治疗慢性胃炎

对于慢性胃炎症见胃脘疼痛，隐隐灼痛，饥而不欲食，口干咽燥，舌红少津，脉细数者，高教授常以芍药甘草汤加沙参、生地黄、麦冬、枸杞子、当归、川楝子以养阴益胃，缓急止痛。若兼嘈杂泛酸，加生牡蛎、海螵蛸以制酸止痛；若兼胀满疼痛，加佛手、厚朴花、枳壳行气止痛；若兼大便干结，加火麻仁、瓜蒌子润肠通便。

5. 治疗慢性荨麻疹

对于慢性荨麻疹症见皮肤干燥瘙痒，皮疹时发，肢体麻木，爪甲不荣者，高教授常以芍药甘草汤加当归、生地黄、麦冬、白蒺藜、蝉蜕、防风、地肤子以养血和营，润燥止痒。若兼见目涩头痛，加白芷、蔓荆子祛风止痛；若兼见毛发脱落，加黑芝麻、何首乌、黑豆加强补肝养血之效。

6. 治疗前列腺增生

现代药理研究证实，芍药甘草汤具有解除多脏器（如肠道、输尿管、前列腺等）平滑肌痉挛之效。对于前列腺增生，高教授常以芍药甘草汤为基础方酸甘化阴，缓急解痉。若症见小便不利，情志不舒，胁腹胀满，舌红，苔薄黄，脉弦，加青皮、乌药、柴胡、车前子、茯苓疏肝理气，通利小便；若见小便点滴而下，小腹胀满疼痛，舌紫暗，有瘀点，脉涩，加当归、桃仁、郁金、金钱草、瞿麦以行瘀散结，通利水道；若见小腹坠胀，时欲小便而不得出，神疲乏力，食欲不振，舌淡，苔薄，脉细，加人参、黄芪、白术、桂枝、茯苓、车前子以益气升清，化气行水。

（刘惠梅）

第六节　分消通调三仁汤

一、历史源流

三仁汤首见于《温病条辨》，由清代温病学家吴鞠通受叶天士《临证指南医案》温病理论启发而创立。因以杏仁、白蔻仁、薏苡仁为君药得名"三仁汤"。《方剂学》教材依据证候病机与药物组成配伍将其归于清热祛湿剂，以"宣畅气机，清利湿热"概括其功用，概括其主治证为湿温初起或暑温夹湿之湿重于热证。

二、方药组成

三仁汤原方由苦杏仁、半夏各五钱，生薏苡仁、飞滑石各六钱，白蔻仁、厚朴、白通草、竹叶各二钱共八味药组成。方中苦杏仁宣利上焦肺气、行气化湿，白蔻仁芳香化湿、行气宽中、畅中焦脾气，薏苡仁利水渗湿健脾、使湿热从下焦而去，三仁合用为方中君药，分消三焦；滑石清热解暑、利尿通淋，通草利尿通淋，淡竹叶利尿、清热除烦，共为臣药，以加强君药利湿清热之力；半夏燥湿化痰、降逆止呕，厚朴行气、燥湿、平喘，共为佐药，共奏行气化湿除满功效。全方药性平和，无温燥辛散太过之弊，有宣上畅中渗下、上下分消之功，寓启上闸、开支河、导水下行之理，可使气畅湿行，暑解热清，脾运复健，分消通调，三焦通畅，诸证自除，诚为湿温湿重热轻之证的良方。

三、临床应用

1. 治疗湿热郁肺型急性感染性疾病

高教授临床常将三仁汤用于湿热郁肺型急性感染性疾病，症见咳嗽，痰黏难出，咳声重着，胸闷脘痞，纳呆，鼻塞，头昏沉，舌苔厚腻者。病在上焦，卫气同病，湿热并重，湿遏卫气，全身气机不利，三焦水道不畅。肺主一身之气，为水之上源，故轻开上焦肺气，气化则湿亦化。典型代表疾病有病毒性肺炎、细菌性肺炎等。因湿热邪气具有弥漫性，故治疗应兼顾中焦、下焦。高教授应用此方时常弃用通草、滑石，多联合石韦、车前草，取其清利小便，兼清热化痰，引热下行，发挥上下同治之功。若胸闷脘痞甚者，加郁金、菖蒲、薤白行气宽中化湿。若合并发热者，多加黄芩清热解毒，连翘、淡豆豉透邪外出；若头昏沉、鼻塞者，多加紫苏叶、白芷辛香宣畅气机。

2. 治疗痰湿壅滞型慢性气道疾病

高教授指出北方多风多燥，湿热邪气很少见，多以内生湿热侵袭肺系为多见。慢性疾病，病程长，病情多易反复，属本虚标实，本虚多为肺脾肾三脏气虚，脾胃中焦受损，运化失常，湿热内生，循经上犯于肺，变生诸证。常见疾病如慢性阻塞性肺疾病、支气管哮喘、支气管扩张等。病位涉及三焦，故宜用三仁汤分而处之。如痰盛，多联合鱼腥草、冬瓜仁化痰排浊；如喘息胸闷，加用炙麻黄、桑白皮，二者宣降相宜，助气顺喘平痰消；如大便黏腻不畅、小便不利，投以芦根、车前草清热利水。

3. 治疗阻塞性睡眠呼吸暂停低通气综合征

此类患者多体型肥胖。上焦布散津液，中焦蒸腐水谷、化生气血，下焦传化水谷糟粕。高教授认为肥胖必有三焦失和因素，且肥人多湿，故可用三仁汤治阻塞性睡眠呼吸暂停低通气综合征以三焦同调。高教授在此方基础上多加参、术之类补脾肺之气以固本。临床中喜用党参，如《本草正义》述其"补脾养胃，润肺生津，健运中气"，常合用茯苓健脾渗湿，白术健脾燥湿，加强益气助运之力，或苓术相配而用，使健脾祛湿之功益著，以杜生痰之源；恐厚朴破气伤津，多易用陈皮以理气和胃化痰。

（李　珊）

第七节　咳喘名方小青龙汤

一、历史源流

小青龙汤出自汉代张仲景之《伤寒论》。书中第 40 条载："伤寒表不解，心下有水气，干呕，发热而咳，或渴，或利，或噎，或小便不利，少腹满，或喘者，小青龙汤主之。"第 41 条载："伤寒，心下有水气，咳而微喘，发热不渴，服汤已，渴者，此寒去欲解也。小青龙汤主之。"小青龙汤主要用于治疗外感风寒、水饮内停，症见咳嗽喘息，痰多而稀，水样清涕者，常被誉为"咳喘圣方"。

二、方药组成

小青龙汤主要由麻黄、白芍、细辛、干姜、炙甘草、桂枝、半夏、五味子组成。其中麻黄发汗解表，宣肺平喘，为君药。桂枝助麻黄解表散寒，又能温化阳气，温化水饮，为臣药。干姜、细辛温肺化饮，兼助麻黄、桂枝解表，温通蠲饮；五味子收敛肺气，以防肺气耗散太过，与麻黄相伍，一散一收，既能宣肺，又不致耗伤肺气；半夏燥湿化痰，和胃降逆，止咳平喘；白芍养血和营，与桂枝配伍调和营卫。以上共为佐药。甘草和中缓急，调和诸药，为使药。随着现代药理学的发展，小青龙汤中的各种成分逐渐得到了明确和深入的研究。例如，麻黄中的麻黄碱具有平喘、镇咳、抗炎等作用；桂枝中的桂皮醛能够扩张血管、抗炎镇痛；细辛中的细辛油具有祛痰、抗炎、镇痛等作用。

三、临床应用

1. 治疗过敏性鼻炎、支气管哮喘等过敏性疾患

高教授指出过敏性气道疾病多以外寒内饮、肺气亏虚证为主，痰饮伏肺，每遇外邪引动而发，痰饮多为阴邪，当以温药和之，小青龙汤诸药合参，温肺化饮，疗效显著。咳喘甚者，加用射干、白果、紫菀、款冬花等；鼻塞流涕甚者，加用辛夷、苍耳子、白芷、石菖蒲等。

2. 治疗肺部感染、慢性支气管炎急性发作、慢性阻塞性肺疾病急性加重期

此类疾病多症见恶寒发热，头身疼痛，无汗，咳嗽喘息，

痰涎清稀而量多，胸痞，或干呕，或痰饮喘咳，不得平卧，或身体疼重，头面四肢浮肿，舌苔白滑，脉浮。现代研究表明，小青龙汤能降低气道炎症反应，抑制气道黏液高分泌，减轻气道重塑，增强机体免疫功能等。高教授认为慢性气道炎症的治疗需注意标本兼治，可适当加用补骨脂、淫羊藿等，既能加强温肺化饮之效，又可补益肺肾，提高机体自身免疫功能。

3. 治疗慢性心力衰竭

慢性心力衰竭多具有乏力、畏寒肢冷、胸腹胀满、胸闷等症状，治以益气温阳、行气利水，常选用小青龙汤温肺散寒化饮，效果显著。其发挥作用的机制可能是通过平衡交感神经与迷走神经的活性，抑制炎症因子，减少心肌损伤，从而发挥对心衰患者的积极治疗作用。高教授常随症加减，或联合葶苈大枣泻肺汤加强利水泻肺平喘之力，或联合真武汤加强温阳利水之功，或联合防己黄芪汤加强行气利水、健脾化痰之效。

（张　文）

第八节　养阴生津增液汤

一、历史源流

增液汤出自吴鞠通《温病条辨》，受吴又可《温疫论》承气养荣汤及叶天士《临证指南医案》组方思路启发而得。本方原治阳明温病津亏便秘，是温病养阴法的基本方。用药精炼，以补为通，养阴生津，为众多医家推崇，临床广泛应用于呼吸疾病、胃肠疾病、内分泌疾病、妇科疾病、皮肤疾病、耳鼻喉疾病等的治疗。

二、方药组成

方中重用玄参为君药，其味苦，其性咸寒润下，善滋阴降火，润燥生津。生地黄性寒，可助玄参清除阴虚之人的"虚火"，味甘又能滋补已伤之阴液。麦冬甘寒滋润，大有滋阴润燥之功，《本草汇言》称麦冬为"清心润肺之药"，三药合用，大补阴津，寓泻于补，以补药之体，作泻药之用，既可攻实，又可防虚，增水行舟同时清虚火、润肺脏。

三、临床应用

1. 治疗风热之邪所致上呼吸道感染性疾病

此方尤其适用于素体阴虚之老年患者。高教授认为本方兼顾清热与滋阴，善用此方加减治疗阴虚感邪之咽喉肿痛、咽痒不适者，如风热感冒见咽痛如刀片割喉者，可加牛蒡子、连翘清热解毒、利咽消肿；如感染后咳嗽久久不愈，伴咽干咽痒者，可加前胡、白芍解痉止咳，川贝母、枇杷叶止咳润肺；如长期吸入糖皮质激素致口咽部感染者，可加金银花、生甘草清热解毒，凉血抑菌；若热重，可加黄芩、赤芍清上焦火热；若风热重，可加菊花、柴胡清热解表；若痰湿重，可加薏苡仁、车前草化湿清热；若虚火上炎，可重用玄参至 20 g。

2. 治疗风温病

若风温初起，症见发热咽痛，津液尚存，可去麦冬，合银翘散以疏散风热，清热利咽；若邪气入里，热灼津液，肺失宣降，症见咽干舌燥，咳嗽不止，咳吐黄痰，可加川贝母、枇杷叶润肺止咳，黄芩、桔梗、鱼腥草清热排痰；若大便难下，肺不肃降，可加瓜蒌、紫苏子、莱菔子清肺化痰，润肠通便；若余邪未尽，正气未复，咽痒不止，干咳不爽，合止嗽散以复华盖之升降；若本为痰湿之体，症见咳嗽痰多，四肢重着，舌苔厚腻者，合温胆汤加车前草、薏苡仁健脾利湿，滋阴不留湿；若久病体虚便秘，常加当归、肉苁蓉润燥通便。

3. 治疗阴虚燥热之消渴、燥痹等内科杂病

消渴患者因肺胃阴虚，常见口干口渴且夜间为甚、五心烦热、盗汗和心悸失眠等阴津不足、火热内扰的表现。高教授治疗糖尿病血糖控制不佳而见阴虚燥热证者，重用玄参、生地黄、麦冬以补肺胃阴津。若阴虚见失眠盗汗，加茯神、煅龙齿、煅牡蛎养心安神，固涩敛汗；若气虚，症见面色无华，少气懒言，神倦乏力，加太子参、仙鹤草益气补虚；若肺胃热甚，症见烦渴多饮，口干咽燥，多食易饥，舌红苔薄黄，加知母、葛根清热除烦，生津止渴；若阴虚日久，肠燥津枯，症见

大便秘结，数日不下，加当归、莱菔子增强通便之效。此外，高教授治疗干燥综合征并发间质性肺病患者亦常用此方加减，这类患者除了呼吸困难、干咳的表现，还常伴有口干、眼干、皮肤干燥，增液汤润燥生津，顺应肺脏喜润恶燥之性，恢复通调水道之功，输布津液，改善全身症状。高教授认为久病入络，间质性肺病病在血络，当以活血为要，兼以补气，可加丹参、赤芍通络养血，太子参、黄芪补气行血。

（何　彤）

第九节　培土生金参苓白术散

一、历史源流

本方出于宋代《太平惠民和剂局方》，长于益气健脾渗湿。在此基础上，后人加减衍化成多种方剂用于治疗脾胃虚弱之证。如《医方集解》以本方加陈皮治脾胃虚弱兼气滞或痰多之证。明代缪希雍《先醒斋医学广笔记》以本方加山楂、麦芽、藿香、白豆蔻、芡实、黄连，加强渗湿之力，并兼清热安胎，主治脾胃虚弱而兼湿热者，名为"资生健脾丸"。

二、方药组成

本方由四君子汤加山药、扁豆、莲子肉、薏苡仁、砂仁、陈皮、桔梗组成，增强了四君子汤健脾渗湿的作用。方中诸药多属甘温、甘淡之品。味甘入脾；温能散寒祛湿，健脾燥湿；淡能淡渗利水；甘温益气，甘淡育阴。人参、白术、茯苓、甘草能益气补虚，健脾助运；山药能补脾胃，益肺肾；莲子肉既可健脾，亦能涩肠止泻；薏苡仁能健脾渗湿；白扁豆可健脾化湿；砂仁、陈皮芳香醒脾，行气和胃，兼能化湿；桔梗能宣利肺气，化痰止咳，引药上行。

此方特点有三：一是以益气补脾之药配渗湿止泻药物，虚实并治；二是配伍了上行入肺的桔梗，宣通肺气，用于肺脾气虚兼有痰湿咳嗽者；三是方中大多数药物甘淡平和、补而不滞、利而不峻，久服少见不良反应。

三、临床应用

1. 治疗肺脾两虚型慢性肺系疾病

高教授指出肺系久病者，应重视脾胃。脾主运化，脾虚则水湿内停，聚而成痰，痰阻气机，气机失调，肺气上逆见咳喘，肺气失宣，可见鼻塞、流涕等。常见疾病有过敏性鼻炎、支气管哮喘、慢性支气管炎、慢性阻塞性肺疾病等。以此方健脾行气化痰。咳喘较重加用杏仁、葶苈子、紫菀等止咳化痰之品；鼻塞、流涕加用辛夷、白芷、苍耳子等芳香通窍之品；喘息日久加用补骨脂、淫羊藿等补肾之品。另外，脾为气血生化之源，气虚则卫外不固，易感外邪，健脾益气，适当加用黄芪、太子参、红景天等调节免疫，减少外感风险，避免病情急性加重。

2. 治疗泄泻、便秘等消化不良疾病

参苓白术散本为治疗脾胃虚弱的良方，高教授指出年老体弱，脾胃亏虚，或大病久病之后脾胃受损或先天禀赋不足泄泻者尤为适用。脾胃虚弱，不能腐熟水谷、运化水湿，积谷为滞，湿滞内生，清浊不分，混杂而下，发为泄泻，故而应用本方健脾益气、化湿止泻，亦有较好的临床疗效。另外，高教授还应用本方治疗排便不畅，或大便黏滞，或溏，或先干后稀等脾虚湿滞型便秘。脾气虚弱，大肠失于濡养，无力推动糟粕向下传导，则见排便不畅。脾虚无力运化水湿，湿邪困阻肠道，则见大便黏滞不爽。此类便秘者，高教授常加陈皮以增强理气健脾、燥湿化痰之功。而白术性甘、温，微苦，具有补气健脾、燥湿利水之效，《本草通玄》中称"白术，补脾胃之药，更无出其右者，土旺则清气若升，而精微上逢，浊气苦降，而糟粕下输"，是参苓白术散治疗便秘的制胜法宝。高教授应用此方，多将生白术与炒白术区别使用，炒白术偏于燥湿，生白术更有助于通便下行，辨证选取，往往效佳。故高教授认为本方具有双向调节作用，谓其为中药之"益生菌"。

3. 治疗脾虚湿盛型皮肤疾病

湿疹、荨麻疹等属中医"湿疮""瘾疹""风瘙痒"等范畴，多为先天禀赋不足，表虚不固，或饮食失节，脾胃受损，

失其健运，兼之感受外邪，内外相搏，客于肌表而发。脾虚生湿，湿性黏滞，致疾病迁延难愈。高教授应用参苓白术散健脾化湿，遇湿重者联合苍术、苦参、土茯苓等加强清热燥湿之力，遇瘙痒明显者配伍蒺藜、地肤子、白鲜皮等以燥湿止痒。

（张　文）

第十节　益气固表玉屏风散

一、历史源流

玉屏风散最早出自宋代张松的《究原方》，原著已失传，现存的方剂录自《医方类聚》。亦有学者认为玉屏风散出自元代医家朱丹溪的《丹溪心法》。本方"治腠理不密，易于感冒"，是益气固表的代表方剂，临床应用广泛。

二、方药组成

玉屏风散由黄芪、白术、防风组成。方中黄芪为君，"入肺补气，入表实卫，为补气诸药之最"，擅补肺脾之气；白术为臣，益气健脾，助君以培土生金。黄芪、白术相伍，补脾助运化而使生化有源，正气固护，益肺固肌表而致汗不外泄、邪不内侵。佐以药性和缓之防风，走表祛邪。黄芪得防风，则表固而不留邪；防风得黄芪，则祛邪而不伤正。煎药时可少加大枣，以增加益气补虚之力。三药相伍，具益气固表，止汗御风之效，犹如屏障，珍贵如玉，故名玉屏风散。

三、临床应用

1. 治疗一切汗证

辨证要点：汗出恶风，动则汗出，倦怠乏力，平素易感冒，面色㿠白，舌淡，苔薄白，脉细弱。高教授以玉屏风散为基础方，对于气虚甚者，加党参以增加健脾益气之效。感冒后汗出淋漓营卫不和者，加桂枝、白芍调和营卫，解肌止汗。阴虚者，加麦冬、五味子以养阴敛汗。阴虚兼火旺者，加生地黄、知母、地骨皮、牡丹皮以滋阴清热。汗出迁延，久病不愈者，加浮小麦、煅龙骨、煅牡蛎以固摄敛汗。

2. 治疗过敏性疾病

（1）过敏性鼻炎。以玉屏风散为基本方治疗过敏性鼻炎，若症见鼻痒，鼻塞不通，鼻流浊涕，舌质红，苔黄，脉弦数或滑数，为风热证，多配伍黄芩、薄荷、金银花、连翘、苍耳子等；若症见鼻塞，鼻流清涕，喷嚏连连，或有恶寒，舌质淡，苔白，脉弦紧或浮紧，为风寒证，酌加白芷、防风、荆芥、紫苏叶、紫苏子等；若症见咽痒鼻痒，鼻干口干，涕中带血丝，舌质红而少津，苔薄黄，脉浮小数，为肺热阴虚证，可予玄参、生地黄、芦根、沙参、天花粉、玉竹等；若症见反复发作，鼻痒喷嚏，清涕如水，气短自汗，容易感冒，舌质淡，苔白，脉细弱等，为肺气虚证，多配伍人参、党参、太子参、灵芝、仙鹤草等。

（2）支气管哮喘。以玉屏风散为基本方治疗过敏性哮喘，若症见哮喘反复发作，哮鸣声低，痰色稀白，气短自汗，食少便溏，容易感冒，舌质淡，苔白，或边有齿痕，脉细弱，为肺脾气虚证，可配伍人参、党参、太子参、灵芝、茯苓、白术、甘草等；若症见喉中哮鸣如鼾，声低气促，动则尤甚，发作频繁，甚者持续喘哮，咳痰无力，腰膝酸软，耳鸣，小便清长，舌质胖，苔淡白，脉沉细尺弱，为肾气虚证，多与地黄丸加菟丝子、杜仲、桑寄生、淫羊藿、黄精、五味子等配伍应用。

（3）过敏性咳嗽。以玉屏风散为基本方治疗过敏性咳嗽，若咳逆上气，加桔梗、紫苑、紫苏叶、紫苏子、荆芥等宣肺理气止咳，竹茹、百部等润肺化痰止咳；若干咳少痰，加川贝母、枇杷叶等润肺止咳；若咳嗽痰多，加茯苓、车前草、泽泻、薏苡仁等利水渗湿；若痰多，食欲差，苔腻者，加陈皮、茯苓、白术等健脾燥湿化痰；若干咳阵发不止，加乌梅、五味子、白芍等敛肺止咳；若咳嗽，咳黏痰不爽，加苦杏仁、葶苈子、前胡、旋覆花等肃降肺气止咳。

（4）荨麻疹。以玉屏风散为基本方治疗荨麻疹，若症见丘疹颜色鲜红，有灼热感，痒感明显，遇热、遇风加重，苔薄黄或薄白，脉浮数，为风热犯表证，多加薄荷、连翘、金银花、黄芩、栀子等疏风散热；若症见风团片大色红，形态各一，发无定处，骤起骤退，退后不留痕迹，瘙痒剧烈，脘腹疼痛，恶心呕吐，神疲纳呆，大便秘结或泄泻，舌质红，苔黄腻，脉弦滑数，为湿热内蕴证，多予车前草、泽泻、苍术、薏苡仁、石韦、茯苓、地肤子等健脾利湿止痒。高教授针对难治性荨麻疹，提出以"益气固表，养血活血，调和营卫"为治法，在玉屏风散基础上常用牡丹皮、丹参、赤芍凉血活血，或加蝉蜕行血散风，或加当归、鸡血藤等行血补血，同时以桂枝、白芍调和营卫。

3. 治疗慢性咳喘

高教授认为久咳、久喘、肺胀、肺痿等慢性肺系病，其病位均主要在肺，肺气亏虚是其主要病机，故临床多以玉屏风散加减治之，辨证要点：咳嗽无力，短喘促，动则益甚，神疲乏力，平素易感冒。其中，兼脾气虚而见纳差、食少、便溏者，联合六君子汤以益气健脾；兼肾气虚而见腰膝酸软、尿频者，联合大补元煎以益气补肾；兼血虚而见头晕目眩、唇甲苍白者，配伍四物汤以气血双补；兼阴虚而见口干咽燥、咯血盗汗者，配伍沙参麦冬汤以养阴润肺、生津润燥；兼阳虚而见畏寒肢冷者，佐附子、干姜以温中散寒。

（王海强　刘惠梅）

第十一节　肺脾同调六君子汤

一、历史源流

六君子汤出自虞抟《医学正传》，乃四君子汤加陈皮、半夏而成。本方主治原书仅以"痰挟气虚发呃"概之，薛己在《外科发挥》对其作了进一步的补充，"一切脾胃不健，或胸膈不利，饮食少思，或作呕，或食不化，或膨胀，大便不实，面色萎黄，四肢倦怠"，明确指出本方为治疗"一切脾胃不健"而设。此后历代医家在临床实践中，又将本方用于"口舌生疮"（《口齿类要》）、"带下"（《济阴纲目》）、"痔漏"（《罗氏会约医镜》）、"惊搐"（《证治准绳·幼科》）、"疮疡久溃不敛"（《证治准绳·疡医》）等。本方原为汤剂，现代有人将方中人参易为党参，制成丸剂，名"六君子丸"（《中药成方配本》）。

二、方药组成

六君子汤由人参、白术、茯苓、甘草、陈皮、法半夏组成。方中用四君子汤（人参、白术、茯苓、甘草）发挥益气健脾之功，脾气健运则气行湿化，杜生痰之源。半夏辛温而燥，为化湿痰之要药，并善降逆和胃止呕，如《药性论》云：

"消痰涎，开胃健脾，止呕吐，去胸中痰满，下肺气。"陈皮亦为辛温苦燥之品，既可调理气机以除胸脘痞闷，又可止呕以降胃气，还能燥湿以消湿聚之痰，另其行气之功亦有助于化痰，所谓"气顺而痰消"。二药合用，既能除中焦之湿，又可助脾运之复。煎煮时少加生姜、大枣，协四君可助益脾，伍夏、陈而能和胃。综观本方药物，实乃四君子汤与二陈汤（陈皮、半夏、茯苓、甘草）相合而成，二方并施，意在甘温益气而不碍邪，行气化滞而不伤正，使脾气充而运化复健，湿浊去而痰滞渐消。

三、临床应用

高教授传承沈老之见解，认为"肺系病首当祛痰"，因"脾为生痰之源，肺为贮痰之器"，故高教授认为治痰之要，当在于"肺脾同调"。六君子汤健脾益气，燥湿化痰，标本兼治，

1. 治疗证属痰湿、肺脾气虚的肺系病

高教授辨治慢性咳嗽，认为久咳肺虚，子病及母，肺病及脾，脾失健运，无以运化水湿，聚湿生痰，痰湿阻肺，故见咳嗽咳痰，治宜培土生金，方用六君子汤合止嗽散加减，偏肺气虚者加黄芪、党参等，偏脾气虚者加山药、白扁豆、焦三仙等；治疗反复外感、自汗出者，此方去半夏加防风、黄芪、浮小麦等品以补肺气之虚而固其腠理，则汗止而病自愈也；治疗

内伤发热属气虚者，《竹林女科证治》载"大凡元气虚而发热者，皆内真寒而外假热也，但用六君子汤"，临床验之如肺炎恢复期仍伴低热盗汗者，效如桴鼓。高教授尤善用此方治疗慢性肺系疾病缓解期，如哮喘、慢性阻塞性肺疾病、支气管扩张等，病程日久，肺病及脾，"痰浊"贯穿始终，其病机总属虚实夹杂，而肺脾气虚往往是病机之本。六君子汤能有效缓解咳痰喘等症状，减少其急性加重次数，正如吴昆《医方考》所谓："气虚痰喘者，此方主之。"临床随证加减，若肺气虚较甚者，重用人参、白术，加黄芪、防风等益气固表；脾胃气虚重，症见纳少倦怠者，加砂仁、木香、山药、麦芽、扁豆等；痰多壅盛者，重用半夏、陈皮，若痰黄质黏则加桑白皮、竹茹、浙贝母、瓜蒌、海蛤壳、葶苈子等清化热痰，若痰白清稀则加紫苏子、紫苏叶、杏仁、干姜、细辛等温肺化饮；干咳少痰者，减陈皮、半夏，加川贝母、百合、沙参、麦冬、天花粉等润肺化痰；畏冷怕寒者，加肉蔻、淡附片以温中祛寒；久病及素体虚弱者，加仙鹤草、黄精、党参等益气补虚。

2. 治疗鼾证

高教授认为鼾证患者多形体肥胖，肺脾气虚，水湿不运，聚生痰浊，痰湿为一浊；继而阻滞气机，气滞血瘀，瘀血亦为一浊。痰瘀二浊互相胶结，互为因果，共致本病。病机以肺脾气虚为本，痰瘀互结为标，病性属本虚标实，治宜健脾补肺培土以固其本，祛痰行瘀化浊以治其标。高教授常以此方配伍地龙化痰清热，通络行瘀，以祛瘀浊，竹茹甘而微寒，清热化痰，与法半夏一温一凉，化痰和胃之力强，枳壳苦辛微寒，降气化痰消痞，与陈皮相合，一温一凉，理气化痰之力著；砂仁助行气温中、化湿醒脾；石菖蒲助理气化湿；薏苡仁助利水渗湿；荷叶助利湿化浊；青礞石消积滞，坠痰涎，擅治顽痰胶结；川芎活血行气，与地龙相配，增祛痰行瘀化浊之效。诸药配伍，共奏健脾补肺、祛痰行瘀之功。

3. 治疗胃食管反流性咳嗽

高教授认为，此咳嗽始于胃而发诸肺，以胃气上逆，肺失和降，痰湿内蕴为根本病机，当肺胃同治，治以和胃降逆、润肺止咳、燥湿化痰。因"胃喜润而恶燥"，故原方常易人参为太子参或西洋参，易法半夏为清半夏以弱温燥之性，随证可加麸炒白术以增其健脾消胀之力，旋覆花降气消痰而止嗳气呃逆，川贝母清肺而化痰热，润肺而止燥咳，共奏润肺止咳，降逆和胃之功。

4. 治疗泄泻、纳差、便秘等

《寿世保元》早有记载："一人患痢，后重，自知医，用芍药汤，后重益急，饮食少思，腹寒肢冷。予以为脾胃亏损，用六君子汤加木香、炮姜，三剂而愈。"对于脾胃气虚夹湿的泄泻、纳差，症见食少便溏，短气痞满，呕恶呃逆，吞酸，面色萎黄，四肢倦怠，舌淡苔白腻，脉虚者，高教授常以六君子汤益气健脾燥湿治之。兼食滞肠胃者，加山楂、神曲、莱菔

子；湿盛者，加薏苡仁、白扁豆；脘腹痛者，加吴茱萸、白
芍、高良姜；呕吐痞满者，加枳壳、厚朴、木香、砂仁；泛酸
者，加旋覆花、煅瓦楞子、海螵蛸；久泻久痢者，去茯苓，加
黄芪、当归、陈皮、升麻、柴胡，以合补中益气汤之意；面黄
肌瘦属气血两虚者，合四物汤，加黄芪、肉桂。"肺与大肠相
表里"，肺病患者后期常常兼见便秘，高教授善用此方治疗慢
性肺病合并便秘者，临证多将人参易为太子参，其药力平和，
以清补见长，具有补而不滞的特点，将炒白术易为生白术，一
是生白术促运化之力更足，更适用于便秘，二是增强健脾益气
作用，可适用于泄泻，发挥双向调节肠道功能的作用。若排便
困难，用力努挣则汗出短气，加黄芪、党参；若大便干结难
解，加火麻仁、柏子仁、当归；若便秘口渴舌干，加麦冬、生
地黄、玄参；若大便秘结、小便清长、腰膝酸软，加肉苁蓉、
牛膝、泽泻、升麻。

（韩 海）

第十二节 金水相生地黄丸

一、历史源流

六味地黄丸出自钱乙的《小儿药证直诀》，用于治疗小儿

"五迟"之证。其中"六味"一指本方由熟地黄、山萸肉、山药、泽泻、牡丹皮、茯苓六味药组成,二指方中酸苦甘辛咸淡"六味"俱备。后世常将六味地黄丸做汤剂,历经数百年的临床运用,主治由儿科拓展到内、外、妇、五官等各科,应用广泛,成为中医"异病同治"代表方剂之一。

二、方药组成

六味地黄丸以熟地黄为君,滋阴补肾,填精益髓。山萸肉滋补肝肾,山药健脾补虚,共为臣药。泽泻利湿泻浊,防熟地黄之滋腻恋邪;牡丹皮清泄相火,制山萸肉之温;茯苓淡渗脾湿,既助山药之健运以养后天之本,又可助泽泻之泄浊。三药合为佐药。本方三补三泻,以补为主;三阴并补,以补肾阴为重;补中有泄,补不碍邪,泻不伤正。如《医宗金鉴·删补名医方论》曰:"君地黄以密封蛰之本,即佐泽泻以疏水道之滞也。然肾虚不补其母,不导其上源,亦无以固封蛰之用。山药凉补,以培癸水之上源,茯苓淡渗,以导壬水之上源,加以茱萸之酸温,借以收少阳之火,以滋厥阴之液。牡丹皮辛寒,以清少阴之火,还以奉少阳之气也。"全方共奏滋阴补肾之功。高教授临床多用为汤剂,常用剂量为:熟地黄 10 ~ 15 g、山药 10 g、山萸肉 10 g、泽泻 10 g、茯苓 10 g、牡丹皮 10 g。

三、临床应用

1. 治疗肾阴亏虚之慢性咳喘

辨证要点：动则气促，腰酸耳鸣，头晕目眩，口燥咽干，舌红少苔，脉沉细数。高教授认为，熟地黄系干地黄用黄酒反复闷蒸晒干而成，滋腻碍胃，对脾虚纳差、腹胀便溏者应慎用，故常以生地黄易熟地黄，生地黄兼具熟地黄养阴之效，且补而不腻，长于清热生津。此外，高教授喜将黄精易山萸肉伍枸杞子，以增加益气润肺之效。

2. 治疗肾阴亏虚、阴虚火旺型盗汗、自汗

辨证要点：时时汗出，动则益甚，或寐中汗出，醒后即止，或伴五心烦热，舌红少苔，脉细数或弦细数。高教授常以生地黄、熟地黄并用，滋阴清热共举，与黄芩、黄连、黄柏配伍，增强清热坚阴之功。若兼见周身乏力而汗出气虚甚者，则加守而不走之黄芪以固表益气止汗，如《本草逢原》："黄芪可补五脏诸虚，治脉弦自汗，泻阴火……有汗则止。"若阴虚伤及气阴而见口渴、大汗出者，加太子参、玄参去黄芩、黄连、黄柏，以增强养阴益气之功；若潮热甚者，可加白薇清热凉血，秦艽退虚热。

3. 治疗消渴证属肾阴亏虚之下消

此类患者临床多表现为口干渴而口唇燥，腰酸乏力且溲频，舌红少苔，脉多见细数。若见五心烦热、盗汗等内热之

象，加生地黄、知母、黄柏以滋阴清热坚阴；若见困倦、乏力甚至气短等气阴两亏之象，可加太子参、麦冬、五味子取生脉之意；若病久阴损及阳，出现面容、耳轮憔悴干枯，畏寒肢冷，饮一溲一，则加附子、肉桂以补火助阳，复肾之气化；若兼见舌质紫暗或有瘀斑，脉涩甚至结代等瘀血证候，合用桃红四物汤以养血活血，甚至加泽兰、鬼箭羽破血利水，以防瘀血生变。下消易出现多种并发症，如雀盲、耳聋、白内障，甚至痈疽，临证加减，灵活应用，随证治之。

4. 治疗肾阴亏虚之不寐者

辨证要点：入睡困难，易醒，醒后难入睡，头晕耳鸣，五心烦热，腰膝酸软，盗汗，口干，舌红少苔，脉细数。若心烦、心悸不适者，加远志以交通心肾；若乏力气短者，加黄芪、太子参、山药以益气健脾；若大便秘结者，加火麻仁、莱菔子、酒大黄以润肠通便，泄热通腑；若潮热盗汗者，加黄柏、知母、五味子、桑叶以滋阴清热，敛汗生津；若头胀痛者，加钩藤、赤芍药、天麻以平肝潜阳；若口苦者，加龙胆草、黄芩以清利湿热；若痰浊盛者，泽泻加量以泄浊渗湿。

（曹仁爽）

第十三节　温阳利水真武汤

一、历史源流

真武汤最早载于《伤寒论》，书中记载："太阳病发汗，汗出不解，其人仍发热，心下悸，头眩，身𬌗动，振振欲擗地者，真武汤主之。"又述："少阴病，二三日不已，至四五日，腹痛，小便不利，四肢沉重疼痛，自下利者，此为有水气。其人或咳，或小便利，或下利，或呕者，真武汤主之。"真武，乃北方镇水之神，五行归属于肾，结合《伤寒论》所述，本方可治少阴水气为患，为温阳利水代表剂。亦有医家对真武汤的主治病证有所发挥，如《医学实在易》中记载其"治少阴呕逆，腹痛溺短，及治一切水症"，袁仁贤在《喉科金钥全书》中提出真武汤治元阳内虚、寒邪外触之白喉。虽真武汤主治病证在后世稍有扩展，但细究其病机总属阳虚水泛。

二、方药组成

真武汤由茯苓、白芍、白术、炮附子、生姜组成。方中炮附子辛热，峻补肾阳，益火暖脾，为君药。茯苓甘淡平，健脾淡渗利水，白术甘苦温，为"补气健脾第一要药"，与茯苓相须为用，运脾利水，共为臣药。佐以辛温之生姜，温中散寒行水，助君补火而助阳，助臣得温而散水气；"善补阳者必于阴中求阳，则阳得阴助而生化无穷"，白芍酸苦微寒，敛阴和营，令阳生阴长，互根互用，白芍与君臣为伍，刚柔相济，既可阴中求阳，亦可制约附子、生姜燥烈劫阴之弊，芍药虽为佐药，但不失为真武汤中"画龙点睛"之笔，正如《景岳全书》有云"盖水为至阴，故其本在肾；水化于气，故其标在肺；水为畏土，故其制在脾"，水为至阴，需赖肺、脾、肾等脏腑之气以行之，如若肾阳不足，不能温煦脾土，水湿泛溢妄行，下无出路，漫布周身。"益火之源，以消阴翳"，治疗当以温阳利水为法。可见此方诸药相合，共奏温补脾肾之阳气、温化寒水之阴邪之专功。

三、临床应用

1. 治疗阳虚水泛所致慢性肺系疾病

高教授指出慢性肺系疾患多于秋冬等寒冷天气病情加重，迁延难愈。此类患者多因元阳虚衰，温煦气化失司，痰浊水湿内聚，上凌心肺，加之痰湿困遏脾阳，升清降浊受阻，气机不利，痰气胶结体内，而出现咳逆喘满，短气不足以息。对于此类遇寒而病情反复的患者，应注重扶阳治疗，肾阳为诸阳之根，温壮肾阳以充全身阳气，元阳盛则阴霾自散、痰饮得化、咳喘自消，正如"病痰饮者，当以温药和之"。若咳剧者，加细辛、五味子温肺化饮；痰涎壅盛者，加白术、陈皮、半夏等健脾燥湿化痰，以杜"生痰之源"；气逆喘促甚者，加紫苏子、葶苈子、莱菔子降气平喘。另久病咳喘，脾肾阳虚，寒凝不温，血液滞行而成瘀血，慢性阻塞性肺疾病、支气管哮喘、支气管扩张等慢性肺系疾病反复急性加重，更易夹痰夹瘀，碍气而病，常常加川芎、郁金以行气化瘀。

2. 治疗慢性咳喘合并水肿、心悸

（1）针对慢性咳喘合并水肿者，高教授重视正虚致病病机。"邪之所凑，其气必虚"，素疾往复，肺气虚则不可通调水道，脾气虚无力运化水湿，肾气虚主水无权，水湿则停而为患，临证中常加"补气之长"生黄芪，健运中焦，令脾气得升，运化水湿有权，上通下达，通利三焦水道；如水肿甚而小便不利，常加猪苓、泽泻健脾渗湿。高教授指出肺源性心脏病、风湿性心脏病等合并心力衰竭时，亦可出现咳逆倚息不得卧，身形如肿，西医多给予利尿、强心治疗，但利尿剂易形成耐药性，易导致电解质紊乱，而强心剂洋地黄中毒风险高，临床应用受限。高教授通过温壮肾阳之法充盈卫气，鼓动心阳，一定程度上可增强呼吸功能及正性肌力作用；命门火旺，水湿蒸腾气化，肺水得利，可加强利尿效果，降低利尿剂抵抗。

（2）高教授多用此方治疗阳虚水泛型慢性咳喘合并心悸者。肾阳为五脏阳气之根，心阳源于肾阳，为阳中之阳，阳虚温运失常，血行无力，心脉瘀痹不通，水湿内聚，饮邪凌心，则可见心悸喘促，喜按喜暖，伴有神疲乏力，便溏，小便淋漓不尽，舌淡暗，苔白，脉沉无力等一派水停寒凝之象。多用真武汤合苓桂术甘汤加减，温补心、脾、肾三阳，温阳利水，平冲降逆，宁心定悸。如有烦躁不安，多为阳虚不能潜阳入阴，加桂枝、龙骨、牡蛎等交通心肾，调和阴阳。

3. 治疗阳虚水泛所致眩晕

阳虚水泛型眩晕症见目眩，呕恶清水涎沫，耳鸣，昏仆欲倒，舌淡胖，多有齿痕，苔白，脉沉。高教授传承沈老经验，认为"无虚不作眩"，治疗从虚入手，再则治其痰、火、风、瘀等，常以辛温之品助燃命门之火，以蒸腾水化，加健脾要药以杜生痰之源，使水道通利，阴霾散去。若兼呕吐食少者，多由水邪内停中焦所致，可减量附子，或将之易为干姜，同时予以半夏、陈皮、枳壳等以行气燥湿，使水随气动，气行则水利而去；若兼泄泻，因火不暖土，肾阳不足而致，可加干姜温中散寒，加用人参、山药、炒薏苡仁以健运中州；若兼耳鸣如蝉，由阳虚下寒，虚阳浮越，肾窍失养而致，可加葛根、升麻引药上行，石菖蒲开利耳窍。

高教授总结临证经验，但凡阳虚水泛所致上述症状，结合舌淡胖，多有齿痕，苔白，脉沉，应用真武汤效果可立竿见影。治病必求于本，故虽"寒水"病症多样，但以"元阳虚衰"为本，便可运用一方而治多疾。

（康　鑫）

第四章　用药心得

一、解表不可过汗

高教授常言解表不可过汗，汗为心之液，大量汗出后易损伤心阳，出现心悸不安、乏力失眠等。因此，发汗解表当使"遍身漐漐微似有汗者益佳，不可令如水流漓"，中病即止，顾护正气。临床常用荆芥、防风、紫苏、藿香、柴胡等，剂量多不超过 10 g，且不宜久煎。临床常有患者为追求速效退热，用多种解热镇痛药重叠，甚至超量使用，药后大汗出，但"病必不除"，而烦躁不安者众，当慎之。

二、治咳慎用敛肺止咳

高教授认为外感咳嗽者，以风寒袭肺、风热犯肺、风燥伤肺者多，宜治以宣肺、清肺、润肺为法，以便驱邪外出，避免过早应用敛肺收涩等镇咳之品，如诃子、乌梅、五味子、罂粟壳等，以防邪恋不去，反而久咳伤正。而内伤咳嗽，证属痰热郁肺、痰湿蕴肺、肝火犯肺者，宜以清热豁痰、燥湿化痰、清肺降火为法，其中尤以排痰为要，而非以止咳为先，临证慎用敛肺止咳之法，以防闭门留寇。此外，治病当求本，治咳应审证求因，而非见咳止咳，如胃食管反流性咳嗽当以和胃降逆为法，而非一味敛肺收涩镇咳。

三、咳血慎用炭类药

高教授认为治疗咳血的辨证论治方法与其他疾病无差，但药物选择上建议慎用炭类药，如血余炭、棕榈炭等。血逆离经随咳而出，其治疗应包含防止在经之血外溢和排出离经之血两层含义。而炭类药物因药材炭化，其钙离子、鞣质、微量元素等增加，故止血效力强，但有敛邪助瘀之嫌。再者，肺主一身之气，咳血必伴气机失和，炭类药质重沉降，虽可止上行外溢之血，但有碍肺之气机恢复。如确需应用，建议联合少量宣畅气机药物，如陈皮、枳壳、木香、川芎等，升降配合，即可使气机调畅，又可助离经瘀血排出。

四、谨防动物药过敏

动物药种类繁多，包括地龙、蝉蜕、僵蚕、蜈蚣、全蝎、蕲蛇、乌梢蛇等，药理作用广泛，可抗炎、抗过敏、抗凝血等。其中，地龙长于清肺平喘，蝉蜕可疏风透热、利咽开音，僵蚕功擅祛风化痰，均是治疗肺系病的临床常用药物，但此类动物药均含动物蛋白，临床应用当谨防过敏，特别是过敏体质的患者，当严格限制用量，密切观察不良反应。最常见的过敏表现是皮疹，亦可见腹痛，恶心呕吐，口唇麻木，甚至喉头水肿、过敏性休克等。

五、慢性肺系病的便秘药

慢性肺系病病程长，患者肺功能及活动能力显著下降，合并便秘多见。高教授认为该类患者便秘的病机多属本虚标实，本虚为气虚或气阴两虚，标实为气滞、食积。"肺与大肠相表里"，调整肠道功能需从肺着眼，故补气理气行气贯穿于该类疾病治疗的始终。临床多选用黄芪、黄精补气，合并阴虚者，多配伍玄参、麦冬、生地黄，"增液行舟"，兼养肺阴。枳壳、厚朴善理气行气，瓜蒌、紫苏子质润多脂，可助肠蠕动、化积通腑，组方中多联合应用。慢性肺系病急性加重时肺热肠燥更甚，可以瓜蒌子替换瓜蒌，联合冬瓜子、桃仁清肺化痰润肠。当痰热壅滞、腑气不通导致大便秘结时，高教授常短时联合生石膏、大黄，泻肺热以通腑，但强调中病即止，以防耗伤正气。

六、注意何首乌的肝毒性

制何首乌补益精血之效佳，常配伍酸枣仁、当归、熟地黄等治疗血虚失眠、健忘。何首乌生用，可配伍当归、火麻仁、肉苁蓉等治疗年老体弱之血虚便秘，配伍夏枯草、土贝母等治疗皮疹瘙痒患者。高教授提示临证时应注意何首乌的肝毒性，尽量避免长时间用药，处方时注意药物剂量，制何首乌不超过

12 g，生何首乌不超过 6 g，同时，可配伍茯苓、甘草等以减毒增效。应用润燥止痒胶囊、七宝美髯丹等含有何首乌的中成药亦需注意监测肝功能。

七、代赭石不可过量

代赭石为苦寒之品，归肝、心、肺、胃经，具平肝潜阳、重镇降逆、凉血止血之效。高教授临证时代赭石用量不超过 15 g，且配伍旋覆花时，用量进一步减少，常以旋覆花、代赭石 3∶1 配伍以化痰降逆、止咳平喘。高教授认为代赭石不可过量，原因有三：一者代赭石苦寒重坠，过用有碍胃气；二者代赭石过量则直趋下焦，不益消中焦之痞满；三者代赭石口感欠佳，过量易造成患者服药困难，降低治疗依从性。此外，代赭石不可久服，孕妇慎用。

八、仙鹤草擅止血补虚镇痛

仙鹤草为蔷薇科植物龙牙草的干燥地上部分，味苦涩性平和，高教授认为大凡出血，无问寒热，均可应用，对于血热出血者，可配伍侧柏叶、茜草、牡丹皮等；对于虚寒出血者，可配伍炮姜、艾叶等。仙鹤草可强心，兴奋呼吸中枢及骨骼肌，具有补虚强壮之效，可治疗脱力劳伤者，故又称为"脱力草"。此外，仙鹤草的提取物可通过抑制急性炎症达到镇痛效果，亦可诱导肿瘤细胞凋亡。因此，高教授临床常用仙鹤草治疗老年肺炎、肺癌胸痛咯血者，补虚止血，抗癌镇痛，一举多得，常用量为 10~15 g，大剂量时用至 30 g。仙鹤草安全性高，但临床应用中也不能忽视其不良反应，包括皮疹、消化道反应、肾毒性等。

九、白花蛇舌草解毒抗癌

白花蛇舌草性寒，功擅清热解毒。高教授常以白花蛇舌草治疗急性咽喉炎、急性下呼吸道感染、急性尿路感染。现代药理研究亦证实本品具有良好的抗菌、抗病毒、抗炎之效。此外，白花蛇舌草能通过多成份、多途径、多靶点发挥抗癌作用。高教授常以白花蛇舌草配伍猫爪草治疗中高危肺结节，抑制结癌转化；配伍半枝莲治疗各种类型肺癌，以抑制肿瘤细胞侵袭和转移，调控肿瘤细胞增殖及凋亡。此药常用量为 15~30 g，安全性高，未见明显毒副作用。

十、醒脾常用木香配砂仁、鸡内金配焦神曲

脾为后天之本，气血生化之源。脾为湿困，运化失常，则百病丛生。高教授临证时擅用醒脾药对以恢复脾之升清、运化功能，气滞甚者用木香配砂仁，食积甚者用鸡内金配焦神曲。木香、砂仁均为芳香辛散之品，配伍应用长于行气化湿，消食醒脾，其中，木香具有促进胃动力、抑制幽门螺杆菌生长的作用，砂仁有助于促进胃排空和胃蠕动。鸡内金、焦神曲二者均

为甘味药，归脾、胃经，配伍应用长于健胃消食醒脾，其中神曲为辛温之品，兼具解表退热之效，能消亦能补，尤适于外感表证兼饮食积滞者。

十一、气阴双补用黄精

黄精味甘，性平，归脾、肺、肾经，功擅补气养阴，是临床常用药食同源之品。黄精含多糖、皂苷、木质素、黄酮类和生物碱等多种化学成分，具有抗氧化、抗疲劳、抗肿瘤、提高免疫力、保护神经、降血脂、降血压、降血糖、抗病毒、抗结核杆菌、抗真菌、抗金黄色葡萄球菌等功效，临床应用广泛。高教授常以黄精配伍沙参、川贝母等养肺阴，益肺气，治疗肺金气阴两虚之干咳少痰者；黄精配伍熟地黄、蜜百部等滋养肺肾、化痰止咳，治疗肺肾阴虚之久咳劳嗽者；黄精配伍党参、白术补益脾气，治疗脾胃气虚之乏力倦怠、食欲不振者；黄精配伍麦冬、山药补养脾阴，治疗脾胃阴虚之口干食少、舌红无苔者；黄精配伍枸杞子、何首乌等补益肾精，抗疲劳，延年益寿，治疗腰酸头晕、须发早白者。且黄精运脾之力强，故补而不滋腻，临床多制用，常用量为 10~15 g。

十二、利水峻药葶苈子

葶苈子是利水峻药，长于止咳平喘。一者葶苈子可泻肺中痰浊水饮，且性寒能清肺热、降肺火，常与桑白皮相须为用，配伍紫苏子、苦杏仁等治疗肺炎、慢性阻塞性肺疾病、支气管扩张而症见痰涎壅塞，咳嗽喘息不能平卧者。二者葶苈子长于利尿消肿，药理研究显示本品具有正性肌力作用，能减轻心肌损伤，尤其适用于心力衰竭、胸腔积液而症见咳喘难平者，此外，因其利水之力强，亦可用于有腹腔积液者。临床常用量为10 g，炒制后入药效力不减，而消化道刺激性明显减轻。

十三、莱菔子理气不伤气

莱菔子为辛甘之品，归肺、脾、胃经，理气之效佳。一者莱菔子可理气化痰，止咳平喘，配伍白芥子、紫苏子等可治咳喘痰多者。二者莱菔子常于行气消胀，消食化积，配伍山楂、神曲、陈皮等可治脘腹胀满、食积气滞者。三者莱菔子具有缓和而持续的降压作用，效果较稳定。此外，人参之壅补可引起脘腹胀满，莱菔子能理气消胀除满而平之。莱菔子虽是辛散之品，但其能理气消食而使人多进水谷，故"气分自得其养"，配伍黄芪、白术等，多服久服亦不伤气矣。

十四、妙用三苏

唇形科植物紫苏包含紫苏醛、迷迭香酸、木犀草素、紫苏籽油等多种有效成分，具有抗炎、抗氧化、扩张血管、抑菌、保护胃肠等作用。其干燥的叶为紫苏叶，为辛温之品，归肺、脾经，长于散寒解表，行气和胃，多用于治疗风寒感冒，咳嗽呕恶，鱼蟹中毒，妊娠呕吐等。其干燥的成熟果实即为紫苏子，亦为辛温之品，归肺经，长于降气化痰，止咳平喘，润肠通便，多用于治疗咳嗽喘息，痰浊壅盛，肠燥便秘等。其干燥的茎即为紫苏梗，同为辛温之品，归肺、脾经，长于理气宽中，止痛安胎，多用于治疗胸膈痞满，呕吐嗳气，胃脘疼痛，胎动不安等。

妙用三苏，正如《本草汇言》所言"紫苏，散寒气，清肺气，宽中气，安胎气，下结气，化痰气，乃治气之神药也。一物有三用焉：如伤风伤寒，头疼骨痛，恶寒发热，肢节不利，或脚气疝气，邪郁在表者，苏叶可以散邪而解表；气郁结而中满痞塞，胸膈不利，或胎气上逼，腹胁胀痛者，苏梗可以顺气而宽中；设或上气喘逆，苏子可以定喘而下气，痰火奔迫，苏子可以降火而清痰。三者所用不同，法当详之。"高教授临床常紫苏叶、紫苏子同用，配伍苦杏仁、前胡以透热外出，降气祛痰，止咳平喘。

十五、薏苡仁利湿又健脾

薏苡仁甘淡凉，归肺、脾、胃经。高教授常以生薏苡仁清热利湿，排脓消痈，配伍芦根、冬瓜仁、桃仁治疗肺痈胸痛，咳吐脓痰者；配伍苦杏仁、豆蔻、滑石治疗湿温初起，头痛身重，胸闷痰多者；配伍败酱草、牡丹皮治疗肠痈脓成者。炒薏苡仁长于健脾止泻，利水消肿，可配伍茯苓、白术、党参等治疗脾虚湿盛之泄泻、水肿、小便不利者。此外，薏苡仁对癌细胞有明显的抑制作用，其提取物康莱特注射液为双相广谱抗癌药，既能高效抑杀癌细胞，又能提高机体免疫功能，对放疗、化疗有增效减毒之用，还具有一定的抗恶病质和止痛作用，可用于非小细胞肺癌和原发性肝癌的辅助治疗。临床常用剂量为30 g，必要时可加至60 g。

十六、石韦妙用治肺火

石韦味甘苦，东汉《名医别录》云："主止烦，下气，通膀胱满，补五劳，安五脏，去恶风，益精气。"明代《本草原始》则记载石韦另一功效："治崩漏金疮，清肺气。"高教授常言"凡行水之药必皆能先清肺火"，石韦归膀胱经，可利小便，引热从小便出，又入肺经而清肺化痰，两善其功。除肺热咳喘诸症，高教授还将石韦应用于荨麻疹和药疹的治疗，肺开窍于皮毛，故治疗皮疹需清肺。高教授常以桑叶、石韦配伍使用，宣肺利水，以清肺退疹。现代研究表明，石韦的药用成分中黄酮类、多酚类含量较高，具有抗菌、抗肿瘤、调节免疫功能等药理活性。石韦无毒，但微寒，用量不宜过大，高教授临床常用量在10～15 g。

十七、凉血散血重用生地黄

"入血就恐耗血动血，直须凉血散血"，高教授认为，温热病邪深入血分，耗血动血，常见身热不退，躁扰不安，出血，舌苔紫绛。此时邪深病重，当凉血散血，其重在凉血，而非单纯养阴止血。单纯养阴，则热不能清，又有滋腻恋邪之弊。单纯收涩止血，则滞涩留瘀，热无出路，更加重动血耗血。因此，高教授临证多重用生地黄，既凉血清热，又养阴生津，寓补于清。此外，生地黄可通过生津增液，稀释血液而散血，祛除血中积聚之瘀血。可配伍水牛角、牡丹皮、赤芍以增其效，清热生津不滋腻，凉血止血不留瘀，是凉血散血的代表药物，常用量为 15 g，甚者加至 30 g。

十八、芦根、白茅根清肺胃热而效不同

芦根、白茅根均为甘寒之品，可清肺胃之热而兼具利尿之效，治疗肺热咳嗽、胃热呕吐、小便淋痛时常相须为用，常用量均为 15～30 g。高教授认为，芦根偏入气分，长于清热除烦，生津止渴，可配伍麦冬、天花粉治疗热病伤津，烦热口渴者。而白茅根偏入血分，既能清血分之热而不伤于燥，又能凉血止血而不留瘀，可用于治疗衄血、咳血、尿血等。此外现代药理研究证实，白茅根及其提取物具有抗氧化、抗肿瘤、抗炎、免疫调节、止血等药理作用，临床应用广泛，在慢性肾小球肾炎、紫癜性皮炎、恶性肿瘤、慢性肝炎、脂肪肝、顽固性心力衰竭等疾病治疗中也多见其效。

十九、泻肺首选桑白皮

桑白皮是桑科植物桑的干燥根皮，高教授临证泻肺首选桑白皮，原因有二。一是因本品味甘性寒，主入肺经，长于清泻肺火，可治一切肺热咳喘证，若肺有实热而咳嗽痰多、喘息气促，桑白皮可配伍黄芩、浙贝母、苦杏仁、紫苏子、清半夏等以清泻肺热，化痰平喘。若肺虚有热而咳喘气短、潮热盗汗，桑白皮宜蜜炙，配伍人参、黄芪、五味子、熟地黄、蜜紫菀等以补益肺气，泻肺平喘。二是因桑白皮可泻肺中水气，若水饮停肺，胀满喘急，桑白皮可配伍麻黄、苦杏仁、葶苈子等以泻肺逐饮，止咳平喘。若颜面四肢水肿，小便不利，桑白皮可配伍茯苓、陈皮、大腹皮等以泻肺降气，利水消肿。此药常用量为 10~15 g。

二十、僵蚕祛风透热又散结

高教授常用僵蚕治疗高热不退的患者，取其辛散透热之效，因僵蚕性平，故风寒、风热者均可配伍使用，尤适于治疗高热惊厥见抽搐不止者，可配伍蝉蜕、菊花、钩藤等以息风透热止痉。此外，高教授常以僵蚕配伍桔梗、薄荷、木蝴蝶、牛蒡子治疗风热上攻之咽痛喑哑者；配伍蝉蜕、薄荷、防风治疗瘾疹瘙痒者；配伍白芍、前胡、蜜百部治疗风盛挛急之咳嗽迁延不愈者。僵蚕味咸，可化痰散结，高教授常以僵蚕配伍浙贝母、玄参、夏枯草、连翘等治疗肺结节、甲状腺结节、乳腺结节等；配伍金银花、板蓝根、黄芩等治疗肺炎、甲状腺炎、乳腺炎。

二十一、郁金行气活血又清热

高教授常用郁金治疗一切气滞血瘀之痛证，如肝郁气滞之胸胁痛者，多配伍木香、柴胡、白芍、香附等；心血瘀阻之胸痹心痛者，多配伍丹参、瓜蒌、薤白等；痰热瘀阻之头痛神昏者，多配伍石菖蒲、栀子等。此外，郁金为苦寒之品，清热之力强，可入血分，擅凉血降气止血，高教授常以郁金治疗血热之出血诸证，如咳血、吐血、尿血、衄血等，可配伍生地黄、牡丹皮、小蓟等；高教授亦常以郁金治疗肝胆湿热之黄疸、胆囊炎、胆石症、肝功能损害等，可配伍茵陈、栀子、金钱草等，具有保护肝细胞、促进肝细胞再生的作用。

二十二、川贝母、浙贝母各不同

川贝母善养阴润肺，浙贝母长于清热化痰还可散结消痈。二者均为肺病科常用药物。高教授认为，川贝虽味苦、甘、微寒，但性平和，偏于润，润肺养阴、化痰止咳之功俱佳。现代药理发现川贝母中的生物碱有较强的镇咳、祛痰作用，同时还可舒缓气道平滑肌，平喘之力强。因此，高教授常以川贝母治疗感染后咳嗽、变应性咳嗽、胃食管反流性咳嗽以及肺癌咳嗽。因川贝母价格高昂,用量多在 3~6 g。苦于价格所限,高教授时以浙贝母联合麦冬、石斛以代之。浙贝母味苦性寒,偏于泄,清热散结之力显著强于川贝母,常用量为 10~12 g,不再加量,恐苦寒碍胃。

二十三、多面手——茯苓

茯苓,性甘、淡,平,无毒,归脾、肾、心、肺经。具有利水渗湿,健脾,宁心安神的作用。高教授临床擅用茯苓治疗多种内科杂病。其一,水肿:脾肾气虚所致的乏力气短、水肿、小便不利,高教授多以茯苓入药,配伍桂枝、白术、黄芪、黄精,补气温阳、利水消肿。其二,痰饮:痰饮病症见咳喘、痰多、胸闷者,高教授常用茯苓配伍白术、枳壳、陈皮、车前草、石韦,行气化痰、利水祛邪。其三,心悸:心火上炎、血不养心、饮停胸胁均可见心悸,茯苓可健脾助运、以水治火、养血宁心、化痰除饮,配伍白术、当归、黄芪、薏苡仁疗效倍增。其四,情志病及失眠:心智不明、睡眠不安,多为运化失和、痰瘀互结、心血失养、蒙蔽心窍所致,临证可以茯苓、茯神联合入药,配伍当归、赤芍养血通络,半夏、竹茹、栀子、知母清热化痰、健脾助运、宁心安神。同时,高教授认为情志病患者须保持排便顺畅,以泻心火,茯苓有一定润肠助运之效,故在治疗情志病时可加量应用至 30 g。现代药理研究证实,茯苓提取物可通过上调脑组织中 γ-氨基丁酸(GABA)

与 5-羟色胺（5-HT）含量、降低多巴胺（DA）含量，从而达到调节情志的目的，安全性高。

（刘惠梅 李 珊 董永丽）

第五章　医案精选

第一节　治外感发热以轻清法则为先

一、轻宣肺卫，清热解表

患者王某，女，35 岁。2023 年 9 月初诊。患者 3 天前因受凉后出现发热，最高体温 38.2 ℃，咳嗽，伴咽痒咽痛，鼻塞流清涕，头痛身倦。自服感冒药 1 天，热势稍减，但咳嗽加重，痰少难咳，咽痛明显。刻下症见：低热，咳嗽频作，痰少黏稠，咽痛，鼻塞流清涕，微恶风寒，头痛，身倦乏力。查：体温 37.5 ℃，舌质淡红，苔薄黄，脉浮数。诊断：风温（风温犯肺证，病位在卫分）。治疗：轻宣肺卫，清热解表。处方：桑菊饮加减。

桑叶 15 g	菊花 10 g	杏仁 6 g
连翘 15 g	薄荷 10 g	桔梗 10 g
芦根 30 g	牛蒡子 15 g	淡豆豉 10 g
甘草 6 g		

3 剂，水煎服，日 1 剂，水煎煮至 600 ml，分 3 次服。服

药 3 剂后，患者热退，咳嗽减轻，咽痛好转，但觉胸闷气短，痰多难咳，口干。二诊去薄荷、淡豆豉，加川贝母 5 g、瓜蒌皮 15 g，再进 3 剂。3 日后患者诸症大减，偶有干咳，口干舌燥。故前方去连翘、牛蒡子，加麦冬 10 g、沙参 15 g，继服 3 剂，嘱其调摄饮食起居，1 周后随访痊愈。

按语： 本案患者初感风邪，继而化热，风热之邪首犯肺卫，肺失宣降，故见发热、咳嗽、咽痛等症。以清热解表，轻宣肺卫为治法。方选桑菊饮加减。桑菊饮出自吴鞠通《温病条辨》，遵循"治上焦如羽，非轻不举"之法，为治疗风温初起的代表方剂。方中诸药多为质轻味薄之品，如桑叶、菊花、薄荷等，能轻清宣透，直达病所。在原方基础上，加用牛蒡子清热解毒，散结消肿；淡豆豉辛凉解表。诸药配伍，既清热解表，又能轻宣肺卫，合乎"轻可去实"之旨。本方用药轻清，煎法上采用轻煎法，分次频服，以维持药力于上焦，避免久煎致使方中轻清之药力耗散。二诊时去薄荷、淡豆豉，是因表证已解，不可过于宣散；加川贝母清热润肺化痰，防热邪伤津，瓜蒌皮清热化痰，宽胸理气，二药相伍，共奏清热化痰，宽胸理气之效。三诊时诸症已解，但仍有干咳，伴口干舌燥，考虑热邪伤津，故加麦冬、沙参以养阴生津，止咳润肺。

若遇热重于风者，可加金银花、黄芩等清热之品；若风重于热，可加荆芥、防风等疏散风邪之品。若素体阴虚者，病程后期可酌加玄参、生地黄等养阴之品，但需注意用量，以免滋腻碍表。

二、清热化湿，祛暑解表

患者李某，女，45 岁。因夏日贪凉，睡觉时空调温度过低，醒后头痛身重，恶寒发热，无汗，四肢酸楚，胸闷纳呆，口渴，小便短赤，大便溏薄。于 2023 年 7 月就诊。查舌淡红，苔黄腻，脉濡。诊断：暑温（暑温兼湿证，病位在卫分）。治疗：清热化湿，祛暑解表。处方：新加香薷饮加减。

香薷 10 g	鲜扁豆花 15 g	厚朴 8 g
连翘 10 g	金银花 10 g	佩兰 10 g
薄荷 6 g（后下）	苍术 10 g	茯苓 15 g
竹叶 10 g	芦根 20 g	

3 剂，水煎服，日 1 剂，水煎煮至 600 ml，分 3 次服。3 日后复诊，患者诉头痛身重已减，仍觉胸闷不舒，纳差，大便仍溏。遂守方去连翘、金银花，加藿香 10 g、白蔻仁 6 g（后下），继服 4 剂，诸症悉除。

按语： 本案患者夏季感冒，暑温夹湿，既有头痛身重，恶寒发热，四肢酸楚等表证，又见胸闷纳呆，便溏等里证。治宜清热化湿，祛暑解表，选用新加香薷饮加减。方中香薷辛温芳透，善于发汗解表，兼能化湿，有"夏月麻黄"之称；鲜扁豆花芳香而散，且保肺阴；厚朴苦温燥湿，行气除满；连翘、金银花辛凉达肺经之表，纯从外走；佩兰、薄荷芳香化湿，宣肺解表；苍术、茯苓健脾利湿；竹叶轻清宣透郁热；芦根清热生津。本方遵循"治上焦如羽，非轻不举"之法则，选用质轻味薄之品，如香薷、鲜扁豆花、连翘、金银花等，轻清宣透，恰达病所。厚朴用皮，取"以皮从皮，不为治上犯中"之意。煎法上采用轻煎法，分次频服，以维持药力于上焦。复诊时见表热已解，而里证未尽，故去连翘、金银花，加藿香、白蔻仁以醒脾化湿。藿香、白蔻仁皆为芳香化湿之品，质轻上浮，符合"治上焦如羽"之旨。

若患者素体阳虚，或病久正气已虚，在使用新加香薷饮时应当注意：方中香薷辛散太过，易伤阴耗气，可适当减量或改用菊花、淡竹叶等性味较平和之品；若素体脾胃虚弱者，可加党参、白术等益气健脾之品，但用量宜小，以免重浊沉降之品影响轻清宣透之力。

三、芳香化湿，宣透郁热

患者王某，男，38岁。2023年8月初诊。患者素体偏胖，平素嗜食生冷、油腻，近日因工作繁忙，饮食不节，加之天气闷热潮湿，遂致头重如裹，胸闷不舒，心烦不寐，口淡无味，胃脘痞闷，纳呆口黏，小便短赤，大便溏薄，舌质淡胖，苔白腻，脉濡。诊断：湿温（湿热郁阻证，卫气同病）。治疗：芳香化湿，宣透郁热。处方：三仁汤加减。

苦杏仁 10 g　　　生薏苡仁 30 g　　　白蔻仁 6 g（后下）

通草 6 g	竹叶 10 g	厚朴 10 g (姜炙)
法半夏 9 g	茯苓 15 g	佩兰 10 g
藿香 10 g	芦根 20 g	滑石 20 g (包煎)

3 剂，日 1 剂，水煎煮至 400 ml，分早晚 2 次服。患者药后头重感减轻，胸闷略有好转，但仍觉口黏不爽，纳差未改。舌苔转薄，但仍有白腻，脉濡。前方加陈皮 10 g、砂仁 6 g（后下）再服 4 剂，诸症大减，唯觉少气乏力。再以前方去通草、竹叶，加西洋参 15 g、炙黄芪 15 g，又服 5 剂，诸症悉除。

按语：本案患者素体偏胖，复因饮食不节，加之天气闷热潮湿，致湿邪内蕴，郁而化热。湿为阴邪，易困遏清阳，阻碍气机，故见头重如裹，胸闷不舒，心烦不寐。湿邪困脾，运化失司，故见纳呆口黏，大便溏薄。治当以芳香化湿，宣透郁热为法，选用三仁汤加减。本方遵循"治上焦如羽，非轻不举"之法则，选用质轻味薄之品，如苦杏仁、白蔻仁、通草、竹叶等，轻清宣透，恰达病所。湿邪非温不化，故以姜厚朴、法半夏、茯苓温化湿浊而不伤胃。在原方基础上，加佩兰、藿香以增强芳香化湿之力；芦根、滑石清热生津，防芳香温燥之品伤津。佩兰、藿香、芦根皆为质轻之品，符合"治上焦如羽"之旨。复诊时见湿邪略减而脾胃运化仍未复常，故加陈皮、砂仁以增强化湿醒脾之功。陈皮理气健脾，砂仁温中化湿，二药同用，可增强健脾化湿之力，且皆为芳香轻剂，不违"治上焦如羽"之法。三诊时湿邪已去，而见少气乏力，为湿邪伤及正气之象。去通草、竹叶等淡渗清热之品，加西洋参、炙黄芪以扶正祛邪。二药补气健脾，既可扶正，又可助脾运化，祛除余湿。用量虽较重，但因邪去正虚，亦不违"非轻不举"之旨。

若患者热邪偏重，可酌加黄芩、黄连以清热燥湿；若湿邪偏盛，可加用苍术、厚朴以燥湿行气。然选药用量仍应遵循轻清宣透之旨。若见口渴，可加用天花粉、鲜石斛等以增强生津之力。

四、清肺润燥，固护津液

患者张某，女，28 岁。2023 年 10 月 5 日初诊。患者诉 1 周前受凉后出现咳嗽，起初咳嗽无痰，后痰少黏稠难咳，伴有口干咽痛，鼻塞流清涕，微恶风寒。自服感冒药及止咳糖浆 3 天，恶风寒已除，但咳嗽加重，痰少难咳，口干咽痛明显，舌红少津，遂来就诊。刻下症见：咳嗽频作，痰少黏稠难咳，口干咽痛，鼻塞流清涕，微热不扬，夜间尤甚，舌质红，少苔，脉细数。诊断：秋燥（温燥犯肺证，病位在气分）。治疗：清肺润燥，固护津液。处方：桑杏汤加减。

桑叶 15 g	杏仁 10 g	沙参 15 g
玉竹 12 g	麦冬 15 g	川贝母 5 g（捣碎）
石斛 10 g	芦根 30 g	桔梗 10 g

甘草6 g　　　　枇杷叶10 g（后下）

3剂，日1剂，水煎煮至400 ml，分早晚2次服。患者药后咳嗽明显减轻，痰少易咳，口干咽痛好转，但仍觉胸闷气短、夜间微热。前方去桔梗、枇杷叶，加用白茅根20 g、地骨皮15 g，再进3剂。药后诸症大减，偶有干咳，前方去白茅根、地骨皮，加炙麻黄3 g、五味子6 g，继服3剂，嘱其调摄饮食起居，1周后随访痊愈。

按语：本案患者初感风寒，继而化热，热邪耗伤肺阴，复感燥邪，致肺失清肃，津液不布，故见咳嗽频作，痰少黏稠难咳，口干咽痛。治宜清肺润燥，固护津液。方选桑杏汤加减。本方遵循"治上焦如羽，非轻不举"之法则。方中诸药多为质轻味薄之品，如桑叶、苦杏仁等，能轻清宣透，直达病所。即使是滋阴润肺之品如沙参、玉竹、麦冬等，亦属轻灵之品，不致碍表留邪。在原方基础上，加用石斛滋阴清热；芦根清热生津；桔梗开肺利咽，载药上行；川贝母、枇杷叶清肺止咳；甘草调和诸药。诸药配伍，既清肺润燥，又能固护津液。本方用药轻清，恰合"轻可去实"之旨。二诊时去桔梗、枇杷叶，是因表证已解，无须过于宣散；加白茅根清热生津，地骨皮清虚热，二药相伍，一清一润，共奏清热养阴之效。三诊时诸症已解，但仍有干咳，考虑肺气不利，故加炙麻黄以开宣肺气，五味子收敛肺气，一宣一收，使肺气得以宣降。

若遇热重于燥者，可加用金银花、连翘等清热解毒之品；

若燥重于热，可加用百合、天花粉等润肺生津之品。若素体阴虚者，可酌加生地黄滋阴清热之品，但需注意用量，以免滋腻碍表。

五、轻解热毒，火郁发之

患者李某，男，22 岁。2023 年 7 月初诊。患者诉近日劳累，3 天前进食辛辣后出现咽痛，未处理，逐渐出现高热、头痛，自服布洛芬缓释胶囊 1 粒，体温有所下降，仍觉咽喉肿痛难忍，吞咽困难。刻下症见：发热，无恶寒，咽痛，口干口苦，鼻塞流黄涕，头痛如裹，胸闷气短，小便短赤。查：咽充血，双侧扁桃体肿大，可见黄白脓点，舌质红，苔黄腻，脉滑数。诊断：温毒（温毒上壅证，病位在营分）。治疗：火郁发之，清解热毒。处方：普济消毒饮加减。

牛蒡子 10 g	桔梗 10 g	薄荷 10 g（后下）
荆芥 10 g	连翘 15 g	马勃 5 g
玄参 15 g	板蓝根 30 g	僵蚕 6 g
金银花 10 g	竹叶 12 g	芦根 30 g
甘草 6 g		

3 剂，日 1 剂，水煎煮至 600 ml，分 3 次服。患者药后咽痛明显减轻，扁桃体肿大略减，脓点消失，但仍觉口干舌燥，低热未退。二诊，前方去荆芥、薄荷，加用生石膏 30 g（先煎）、知母 12 g，再进 3 剂。3 日后患者来诊，诉诸症悉除，惟觉微咳，口干，前方去生石膏，加沙参 12 g、麦冬 10 g，继

服 3 剂。嘱其调摄饮食起居，1 周后随访痊愈。

按语：本案患者因劳累后进食辛辣之品，温毒上壅，热毒郁闭清窍，故见高热、咽痛、头痛。治宜清解热毒，火郁发之。方选普济消毒饮加减。普济消毒饮出自刘完素《黄帝素问宣明论方》，为治疗温毒上壅的代表方剂。原方中牛蒡子、桔梗、薄荷辛凉解表，透热外出；连翘、黄芩、马勃等清热解毒；玄参清热生津；板蓝根清热解毒，凉血消肿；柴胡、升麻疏散风热，引药上行；僵蚕解表散结；甘草调和诸药。诸药配伍，共奏清解热毒，火郁发之之效。本方遵循"治上焦如羽，非轻不举"之法，方中诸药多为质轻味薄之品，如连翘、薄荷、荆芥等，能轻清宣透，直达病所。在原方基础上，加用竹叶清热除烦，芦根清热生津。去柴胡、升麻，以防升腾太过；去黄芩、黄连，因其为里药，不合"如羽"之法。诸药配伍，既清解热毒，又能透热外出，合乎"火郁发之"之旨。二诊时去荆芥、薄荷，是因表证已解，不须过于宣散；加用生石膏、知母，取白虎汤之意，以生石膏大寒清热，知母苦寒清热滋阴，一清一润，共奏清热养阴之效。三诊时诸症已解，但仍有微咳，考虑热邪已清，阴液不足，故加沙参、麦冬以养阴生津，止咳润肺。

若遇热毒偏重者，可加黄芩、黄连、黄柏等苦寒清热之品，但需注意用量，以免过于寒凉伤及脾胃；若热毒兼血热者，可加水牛角、赤芍清热凉血，白茅根清热生津，防热过伤阴。若素体阴虚者,可酌加生地黄、玄参等清热滋阴之品,但需注意用量,以免滋腻碍表。

(韩 海)

第二节 治咳嗽当以辨病为要

一、上气道咳嗽综合征:化痰通窍,疏风清热

患者梁某,女,55岁,既往有鼻窦炎病史,平素咳嗽、鼻塞反复发作,此次正值夏季炎热,贪凉嗜冷,调护不慎,邪袭肺卫,致咳嗽发作,夜间为重,咽痒则咳,咳剧则喘,伴鼻塞流涕,多为黄绿色脓涕,鼻后滴漏,咳吐黄绿色痰液。自服克拉霉素分散片及肺力咳合剂,未能缓解,遂来诊。观其舌红,苔白腻,脉滑数。西医诊断:上气道咳嗽综合征。中医诊断:咳嗽(风热犯肺,痰气搏结证)。治疗:疏风清热,化痰通窍。处方:清窍止咳汤加减。

清半夏 9 g	厚朴 9 g	茯苓 15 g
陈皮 10 g	紫苏子 9 g	前胡 9 g
辛夷 6 g	白芷 9 g	黄芩 10 g
牛蒡子 6 g	蒲公英 10 g	甘草 6 g

7剂,日1剂,水煎煮至400 ml,分早晚2次服。患者药

后咳嗽减轻，仍有少量黄绿色痰，晨起偶有喷嚏，前方去牛蒡子、蒲公英、生甘草，加枇杷叶 10 g、金荞麦 20 g、薏苡仁 15 g、车前草 30 g，再进 7 剂。1 周后随访，患者无咳嗽，未再咳吐黄绿色痰。

按语： 该患者素有鼻窦炎，随着病情进展而出现以咳嗽为主要表现的上气道咳嗽综合征。患者平素贪凉嗜冷，脾气受损，失于健运，痰湿内生，气机不畅，复感外邪，邪从热化，故见风热犯肺、痰气搏结之象。《素问·太阴阳明论》记载："伤于风者，上先受之。"又有《医学心悟》记载："肺有两窍，一在鼻，一在喉，鼻窍贵开而不闭，喉窍宜闭而不开，今鼻窍不通，则喉窍将启，能无虑乎。"鼻为肺的外窍，喉为肺的门户，肺卫当风受邪，引发"表痰"即涕液；加之患者素体肺脾不足而成"里痰"，导致咳嗽反复发作，发为本病，故治当祛风清热，化痰通窍。方中半夏燥湿化痰，止咳降逆，厚朴燥湿消痰、下气除满，两者共为君药，化痰行气。陈皮理气健脾，燥湿化痰；茯苓健脾利水；紫苏子降气消痰，止咳平喘；前胡降气化痰，疏风清热；白芷、辛夷宣通鼻窍。六味合用奏化痰通窍止咳之功，共为臣药。佐以黄芩、牛蒡子、蒲公英疏风清热。使以甘草调和诸药。

二、咳嗽变异性哮喘：疏风宣肺，解痉止咳

患者王某，男，42 岁，1 个月前因外感出现咳嗽，咽痒则

咳，咳少量白痰，每遇受凉或闻到刺激性气味后症状加重，咳嗽夜间尤甚，甚至彻夜咳嗽，不能平卧，影响睡眠，偶有喘憋。既往有过敏性鼻炎、咳嗽变异性哮喘病史，经抗过敏、抗哮喘治疗后缓解，此次发病后用药未见明显减轻遂来诊。查：舌淡红，苔薄白有裂纹，脉弦细。检查肺功能未见异常；呼出气一氧化氮：213 ppb。西医诊断：咳嗽变异性哮喘。中医诊断：咳嗽（风邪犯肺证）。治疗：疏风宣肺，解痉止咳。处方：止咳过敏煎加减。

桔梗 10 g	前胡 10 g	紫菀 10 g
百部 9 g	防风 10 g	乌梅 9 g
银柴胡 10 g	五味子 6 g	白芍 15 g
甘草 6 g	陈皮 9 g	

5 剂，日 1 剂，水煎煮至 400 ml，分早晚 2 次服。患者药后咳嗽、咽痒均减轻，守前方再进 7 剂而诸症缓解。

按语： 咳嗽变异性哮喘主要表现为刺激性咳嗽，突发突止，咽痒则咳，无痰或少痰，夜间为甚，符合风邪的发病特点，正如《素问·风论》说："肺风之状……时咳短气，昼日则瘥，暮则甚。"又如《诸病源候论·咳嗽病诸候》中提到："又有十种咳。一曰风咳，欲语因咳，言不得竟是也。"故疏风宣肺、解痉止咳是本病的基本治法。本方由止嗽散合过敏煎化裁而成。方中紫菀、前胡二药味苦辛，辛能入肺，苦能降气，配合桔梗一升一降，宣肺止咳，兼能化痰；百部味甘润，性平和，润肺止咳；陈皮燥湿化痰，理气健脾，发散表邪；防风为"祛风圣药"，为祛风解表之要药；乌梅能够收敛肺金，使浮表之卫气归于表，敛其耗散。五味子与乌梅功效相似，但前者还具有益气生津之功，风邪袭表，卫气浮而抗邪，必有耗损，而风性开泄，使人腠理开而汗液出，日久必伤津，五味子既能收敛肺金，又可滋补津液，故《用药法象》云："生津止渴，治泄痢，补元气不足，收耗散之气。"银柴胡性味甘寒，有益阴凉血清热之功，使热去风消，即"治风先治血，血行风自灭"。白芍味酸，可敛阴止汗、解痉止咳，甘草味甘，调和诸药，兼祛痰止咳，芍药、甘草合用，酸甘化阴，解痉止咳平喘。诸药共用，奏疏风宣肺、祛痰止咳之效。气虚者，可加用黄芪、白术，取玉屏风散之意，使补中寓散，固本不留邪，祛邪不伤正。

三、胃食管反流性咳嗽：和胃降逆，化痰止咳

患者周某，女，60岁，咳嗽咳痰3年。患者近3年来反复咳嗽，夜间及饱食后明显，伴有反酸，嗳气，时有白痰，黏腻难咳出。曾就诊于某医院消化科，经24小时食管 pH 监测后诊断为胃食管反流性咳嗽，口服雷贝拉唑钠肠溶片2~4周后痰量略减少，反酸好转，停药后诸症再次加重，病情反复迁延，查胸部 CT、肺功能未见异常。就诊时症见：咳嗽频频，咳少量白黏痰，不易咳出，咽干咽痒，伴有反酸、嗳气、胃纳

欠佳、食后腹胀等不适，无发热，无鼻后滴流感，无喘息胸闷，二便调。查：舌质淡，苔白微腻，舌体胖大，边有齿痕，脉滑。西医诊断：胃食管反流性咳嗽。中医诊断：咳嗽（胃气上逆，肺失肃降证）。治疗：和胃降逆，肃肺止咳。处方：贝母枳术散加减。

炒枳壳 10 g　　炒白术 12 g　　茯苓 15 g

厚朴 10 g　　　陈皮 10 g　　　旋覆花 9 g（包煎）

鸡内金 10 g　　川贝母 3 g（捣碎）

7 剂，日 1 剂，水煎煮至 400 ml，分早晚 2 次服。嘱忌食辛辣、酸甜、生冷、之品，勿饱食及睡前进食，餐后勿立刻平卧。患者药后好转，后继予原方调理月余而愈。

按语： 本病属于中医"胃咳"范畴，病因病机复杂，多因饮食内伤、烟酒失度、情志失调、劳倦过度等内伤之因所致。诸多致病因素共同作用，致使脾胃受邪升降失司，中焦气机失调，上逆犯肺，肺气不降发为咳嗽。高教授在长期临床实践中，主张肺胃同治、肺脾同调，基于"亢害承制"和"五行生克制化"理论，通过临床经验总结，确立"降逆和胃健脾，化痰止咳"这一治法，并创制贝母枳术散治疗"胃咳"。方中枳壳味苦，专主降气，可理气宽中、和胃消滞；白术健脾益气、燥湿利水，炒用后药性缓和，运脾之功胜于健脾，陈士铎在《本草新编》称其为"开胃神药，而其尤能去湿"。枳壳配白术为君，二者一消一补，一走一守，相互为用。川贝母清肺而化痰热，润肺而止燥咳；茯苓健脾补中，渗湿利窍。二者共为臣药，可润肺止咳，健脾利湿，调和胃气。陈皮性味苦降，取其行气除胀、健脾祛痰之功，《本草纲目》言其"疗呕哕反胃嘈杂，时吐清水，痰痞"，可助枳壳、白术健脾行气和胃之功；旋覆花降逆降肺止咳；厚朴燥湿下气消痰；鸡内金健运脾胃。诸药合用，消补兼施，功在和胃降逆，化痰止咳。

四、心理性咳嗽：疏肝解郁，泻火止咳

患者黄某，男，52 岁，咳嗽 2 周，咳少量黄白痰，情绪郁怒时加重，无发热咽痛，无鼻塞流涕。既往有焦虑抑郁病史多年。查：舌暗，苔滑腻，脉弦细，胸部 CT 未见异常。西医诊断：胃食管反流性咳嗽。中医诊断：咳嗽（肝火犯肺证）。治疗：清肝泻火，化痰止咳。处方：加减泻白散化裁。

桑白皮 12 g	地骨皮 12 g	佛手 10 g
玫瑰花 10 g	紫苏子 9 g	黄芩 10 g
栀子 9 g	牡丹皮 10 g	赤芍 10 g
枇杷叶 10 g	海蛤壳 15 g	柴胡 5 g
甘草 6 g		

7 剂，日 1 剂，水煎煮至 400 ml，分早晚 2 次服。患者药后咳嗽较前缓解，情绪好转。后前方加减继服 2 周后咳嗽消失，情绪基本平稳。

按语：《素问·咳论》曰："五脏六腑皆令人咳，非独肺

也。"肝火犯肺之咳嗽在临床中并不少见，《类证治裁·肝气肝火肝风》曰："肝性升散，不受遏郁，郁则经气逆。"患者常心情抑郁，情志不畅，导致肝气郁结，气机不畅，肝郁日久化火，木火刑金，肺失肃降，火灼津液，肺阴亏耗，故见咳嗽。《知医必辨》曰："肺为气之主，肝气上逆，清金降肺以平之。"故治疗以疏肝解郁，泻火止咳为主，方用加减泻白散。《滇南本草》曰："金受火制，惟桑白皮可以泻之。"故用桑白皮泻肺平喘，地骨皮清肺降火，两者共用，清肺降火，泻肺止咳；佛手、玫瑰花、紫苏子能行气化痰解郁，黄芩、栀子、牡丹皮、赤芍可清肝泻火，枇杷叶、海蛤壳清肺止咳，以上药物合用共奏清肝泻火、化痰止咳之功；柴胡，引药入经，以清肝火；甘草可与芍药配伍和中缓急，亦可调和诸药。

（何　彤）

第三节　治喘证当分虚实

一、表里同治，调整气机

1. 外解表寒，内清肺热

患者林某，女，45岁，2022年11月23日初诊。主诉：间断咳喘9年，加重1周。患者间断咳嗽咳痰、喘促，曾住院诊断为慢性支气管炎。1周前受凉后出现咳嗽加重，出现喘促气短。刻下症见：气喘，胸膈满闷，偶咳嗽，咳痰少、色黄，鼻塞，偶流涕，有汗，自诉遇凉、换季时咳喘易发作，食欲一般，眠差易醒，无腹胀腹泻，大便干，日一行，舌红苔薄，脉弦紧。诊断：喘证（表寒里热证）。治疗：解表清热，宣肺平喘。处方：桂枝加厚朴杏子汤加减。

桂枝9g	白芍12g	厚朴9g
苦杏仁9g	炙麻黄6g	生石膏20g（先煎）
射干12g	紫菀9g	紫苏子9g
白芥子3g	炙甘草6g	

7剂，日1剂，水煎煮至400 ml，分早晚2次服。患者药后咳喘减轻，无鼻塞流涕，减炙麻黄至3g，再进7剂而诸症好转。

按语："喘家"素有肺气失宣，久而化热，又感外寒，卫外失固，内外相合，导致咳喘发作。故以外解表寒、内清肺热为法，可获效。该患者之喘证，系本有宿疾，内有肺热，复感风寒之邪所致，有汗为表有虚，以桂枝汤为基础加厚朴、杏仁治之。如《伤寒论》言："喘家作桂枝汤，加厚朴杏子佳。""太阳病，下之微喘者，表未解故也，桂枝加厚朴杏子汤主之。"方中桂枝解表散寒、通阳化气，白芍合桂枝调和营卫，宣降相伍，清肺化痰，调理肺气；杏仁肃降兼宣发肺气；生石膏清肺之热；炙麻黄宣肺化饮散寒、止咳平喘、开达气机；射干泻肺降逆；厚朴、紫苏子、白芥子豁痰利气、温肺散结；紫菀泻肺止咳、降逆祛痰、调畅气机；甘草调和诸药。紫苏子、杏仁、厚朴又可润肠通便，肺肠表里相应，利于气机调畅。

喘证多由内伤、外感合并而发，外邪引动内邪为其主要病机，多在脏腑虚损或气机失衡时发病。临证应把握疾病发生的病机，找准切入点，综合患者体质、环境等因素，因人治宜，决定方药和用量。

2. 疏肝解郁、调气平喘

患者郅某，女，39 岁，患者 2023 年 10 月 8 日因"发热、咳嗽伴喘憋气促 4 天"入院。入院后完善相关检查诊为肺炎，予抗感染治疗后无发热，仍咳嗽、咳少量黄痰，气喘、胁肋胀满，眠差。再次追问病史，得知患者此次发病前曾与家人吵架。查：舌红，苔白腻，脉弦数。诊断：喘证（肺失宣降，肝气郁滞证）。治疗：疏肝解郁，调气平喘。处方：柴胡疏肝散加减。

柴胡 10 g	制香附 15 g	枳壳 10 g
白芍 15 g	川芎 15 g	蜜麻黄 3 g
苦杏仁 9 g	玄参 6 g	合欢皮 20 g
甘草 6 g		

3 剂，日 1 剂，水煎煮至 400 ml，分早晚 2 次服。患者药后气喘、胁肋胀满好转过半，后继服 7 剂而咳喘愈。

按语： 肝肺的气机本为左升右降，肝喜升，肺喜降。若左升太过，则右降无权，如肝气郁结，气郁而化火，木火刑金，又或肺阴不足，不能制肝，则金不制木；若左升不及，则右降不利，肺气上逆亦可致喘。该患者情志不遂，忧思气结，复感外邪，肺气痹阻，气机不利。治疗上不外疏肝理气，宣肺平喘，以求肝升肺降，升降有调，调畅气机，喘可治也。予柴胡疏肝散加蜜麻黄、苦杏仁治疗。柴胡、香附、枳壳疏肝理气，芍药、甘草养血柔肝，川芎养血活血，助柴胡解肝经之郁滞，合欢皮解郁宁心，玄参滋阴清热凉血，加蜜麻黄、杏仁宣降肺气，共奏疏肝解郁、调气平喘之功。

二、"相生"入手，补益本虚

1. 肺肾同治，母子相生

患者刘某，男，83 岁，主因"反复发作咳喘 15 年，加重 1 个月"于 2023 年 8 月来诊。既往诊断慢性支气管炎，多于秋冬季节发作咳喘。1 个月前出现气喘短促，未诊治，现气喘短促，不能平卧，动则加重，偶有咳嗽，咳少量白稀痰，面色无华，耳鸣头晕，神疲体倦，易汗出，腰膝酸软，夜尿频多，舌质淡白，苔白腻，脉细滑。该患者年老久病，肺气虚损，吸气困难，肾气亏耗，纳气不深。诊断：喘证（肺气虚损，肾不纳气证）。治疗：补益肺肾。处方：金匮肾气汤合补肺汤加减。

生地黄 15 g　　　山药 15 g　　　山萸肉 10 g

茯苓 10 g	牡丹皮 6 g	泽泻 10 g
桂枝 6 g	炙附子 6 g	怀牛膝 15 g
车前子 15 g	党参 15 g	黄芪 20 g
五味子 6 g	紫菀 10 g	桑白皮 10 g

5 剂，日 1 剂，水煎煮至 400 ml，分早晚 2 次服。患者药后可平卧，自觉喘息减轻，效不更方，再进 14 剂而诸症减轻。

按语：肺肾两虚是临床上常见的虚喘证型，基于"肺肾同源"理论，应用金水相生治法，往往效佳。如《医学正传》言："至虚喘者，水天之气不相交接也。肺，天也；肾，水也。天体不连地而连水。经云其本在肾，其末在肺，以明水天一气。若天水违行，则肺肾不交而喘，治不得宜，将离脱矣。"若单以补肾，虽补肾可纳气，但肺气已虚，气入而无所，肾纳无源之气，金虽能生水，但难以速成；若单独治肺，虽气有所主，但肾气虚，纳气不行，致气虚浮在上，喘促难除。故治疗应肺肾同治，母子相生，补肾为主，兼以补肺。方予金匮肾气汤合补肺汤加减治疗，补肾纳气，补益肺脉，故能获效。

2. 健脾益肺，补母救子

患者王某，男，65 岁，咳喘 10 余年，曾明确诊断慢性阻塞性肺疾病，平素因反复加重多次住院治疗，行走 300～500 m 则喘憋气促。2 个月前因急性加重住院治疗，经抗感染、抗炎解痉平喘治疗后，症状减轻，但活动耐力明显下降，仅能耐受平地缓慢行走 100~200 m，乏力，动则汗出，时有咳嗽，痰白量少，纳呆腹胀，胸闷、心烦，大便难下，夜寐欠安。既往有血小板减少症、贫血病史 20 年。查：舌淡、苔白、脉沉细。诊断：喘证（肺脾气虚证）。治疗：健脾益气化痰。处方：六君子汤合三子养亲汤加减。

黄芪 20 g	党参 10 g	炒白术 10 g
茯苓 15 g	陈皮 15 g	姜半夏 9 g
葶苈子 10 g	白芥子 10 g	莱菔子 10 g
紫苏子 10 g	五味子 6 g	甘草 9 g

7 剂，日 1 剂，水煎煮至 400 ml，分早晚 2 次服。患者药后自觉喘憋好转，乏力、汗出较前改善，眠差，加夜交藤 10 g再服 7 剂。自觉睡眠有所好转。此后继以前方化裁共进 2 个月余，诸症好转。

按语： 喘证辨虚实，虚喘者多以气虚为主。如《景岳全书·虚喘证治》曰："凡虚喘之证，无非由气虚耳。"中焦脾胃气虚，土虚无以生肺金，表现为因劳而发，虚烦喘嗽，常选四君子汤、六君子汤，二者为治疗脾气虚弱之基础方，以补土生金之法，补益中焦脾胃之气以达益肺平喘之效。此患者平素偏于脾胃虚弱，脾虚为本，此次急性加重后，标实已大去，遵"急则治其标，缓则治其本"，补脾益肺，加三子养亲汤降气平喘"以消为补"，补母救子。

（李艳斐）

第四节 治哮病首当分期

哮病的基本治则多宗朱丹溪"未发以扶正气为主，既发以攻邪气为急"，因此，辨治哮病首当分期。

一、急性发作期：化痰饮，理肺气

患者袁某，男，36岁，既往明确诊断支气管哮喘、过敏性鼻炎，正值春夏交际之初，柳絮飘洒之时，致使哮喘、鼻炎发作，于2023年3月4日来诊，自诉近1周咳嗽喘息，晨起、夜间明显，遇冷空气、刺激性气味加重，咳少量白色泡沫痰，喷嚏，流清涕，夜间偶可闻及喉间哮鸣，甚或不能平卧，时有胸闷喘憋，纳差，二便尚可，夜寐欠安。舌淡，苔薄白，边有齿痕，脉沉濡。诊断：哮病（寒哮证）。治疗：疏风散寒，宣肺化痰。处方：小青龙汤加减。

桂枝9g	炙麻黄9g	干姜9g
细辛3g	法半夏9g	五味子9g
白芍9g	辛夷6g	鹅不食草9g
石菖蒲12g	旋覆花15g	炙甘草9g

7剂，日1剂，水煎煮至400 ml，分早晚2次服。患者药后咳喘较前明显缓解，后前方随证加减继服月余而诸症缓解，遂停药。

按语： 该患者久患哮病，感受风寒之邪，吸入花粉、异味等均可引动伏痰，痰气搏结，阻塞气道，肺管不利，肺气宣降失职，从而导致痰鸣如吼而发。方中麻黄、桂枝为君药，既可解表散寒，又可通阳化水。干姜、细辛共为臣药，温通阳气，助化痰饮，并可助麻黄、桂枝祛除外感表邪。佐以法半夏燥湿化痰；为避免发散太过，耗伤肺气，后用五味子收敛肺气；再增白芍以养血敛阴、解痉平喘。辛散之品半夏与五味子、白芍相伍，散收并用，制约辛燥太过。辛夷、鹅不食草散风寒，通鼻窍；石菖蒲化湿通窍；旋覆花降气化痰行水。炙甘草为使，调和诸药。诸药合用，化痰饮，理肺气，平咳喘。

二、慢性持续期：扶正祛邪

患者李某，男，52 岁，形体偏胖，有支气管哮喘病史多年，近期感冒后咳嗽喘息再发，于 2023 年 9 月 25 日来诊，咳嗽，以刺激性干咳为主，咳少量白稀痰，夜间为甚，咳剧时喘息胸闷，喉间鸣响，咽痒，乏力，大便稀溏，每日 2～4 次。查：舌胖大，边有齿痕，苔白微腻，脉弦滑。诊断：哮病（肺脾两虚证）。治疗：健脾益气，补肺化痰。处方：参苓白术散加减。

党参 15 g	茯苓 15 g	炒白术 10 g
白扁豆 10 g	陈皮 10 g	山药 10 g
莲子肉 10 g	砂仁 3 g (后下)	炒薏苡仁 30 g

桔梗 10 g　　　　大枣 10 g　　　　木蝴蝶 3 g

炙甘草 10 g

7 剂，日 1 剂，水煎煮至 400 ml，分早晚 2 次服。患者服药 3 剂后自觉症状开始逐渐好转，此后守原方继服 2 周而诸症改善。

按语： 该患者形体偏胖，哮喘慢性持续，病情缠绵，迁延不愈。宋代杨仁斋认为"肥人多寒湿"。因此，该患者病性属虚实夹杂，虚者责之肺脾两虚，实者为痰浊内蕴。故气虚痰阻是核心病机，治当以扶正祛邪为主。参苓白术散为首选方剂，长于培土生金，既健脾渗湿，又兼益肺。

三、临床缓解期：补肺益肾

患者秦某，男，72 岁。咳喘反复发作 10 余年，曾诊为支气管哮喘，近期自觉乏力气短明显，遂于 2023 年 11 月 12 日来诊。症见：活动后喘息，气短，偶伴喉间鸣响，咳嗽，咳吐中等量白黏痰，不易咳出，乏力声低，时有下肢水肿，纳差，大便量少，小便不利。舌质暗红，苔薄白，脉沉细。诊断：哮病（肺肾两虚证）。治疗：补肺益肾，纳气平喘。处方：七味都气丸加减。

熟地黄 30 g　　　　山萸肉 12 g　　　　山药 10 g

牡丹皮 10 g　　　　泽泻 12 g　　　　茯苓 15 g

当归 10 g　　　　陈皮 10 g　　　　法半夏 9 g

五味子 9 g   川芎 10 g   赤芍 10 g

炙甘草 6 g

7 剂，日 1 剂，水煎煮至 400 ml，分早晚 2 次服。患者药后咳喘较前减轻，痰量减少。此后随证加减调理 3 个月余而诸症缓解。

按语：患者老年男性，久病咳喘，肺肾两伤，肺不主气，肾不纳气，而致咳喘迁延难愈，故调理肺肾二脏为治疗哮病缓解期的关键，因"伏痰"为哮病之夙根，而久病易致经脉闭阻，血行不畅，故哮喘缓解期亦勿忽视痰与瘀。秦景明《症因脉治·卷三》论"都气丸，即六味地黄丸加北五味"，有敛肺补肾，利水平喘之效。全方熟地黄为君，滋正虚之本；山萸肉、山药为臣，增强补脾益肺之功；佐以当归养血活血，泽泻、牡丹皮、茯苓清肝健脾泄水，陈皮、半夏燥湿化痰，五味子补肾敛肺生津；川芎、赤芍行气活血；炙甘草益气化痰，调和诸药，兼为佐使。全方共用，补肺益肾为主，兼顾祛痰化瘀。

（张　文）

第五节　治肺胀应给邪出路、标本兼顾

一、外祛表邪，内化水饮

患者曹某，男，74岁，久患咳喘，正值夏日，不慎外感，致咳喘再发，遂于2022年7月18日来诊，诉胸胁胀满，咳嗽喘息，不能平卧，痰黄难咳，质黏量少，喉间痰鸣，鼻息灼热。舌体胖大，舌红，苔黄微腻，脉浮数。诊断：肺胀（风热外犯，水饮迫肺证）。治疗：清热解表，降逆化饮。处方：越婢加半夏汤加减。

炙麻黄6g	清半夏6g	生石膏20g（先煎）
苦杏仁9g	黄芩10g	防风10g
生姜9g	红枣10g	炙甘草6g

7剂，每日1剂，水煎煮至200ml，分早晚2次服。患者药后咳喘减轻，鼻息灼热感大减，遂于前方加芦根30g再进7剂而诸症改善，此后随证加减，调理月余而愈。

按语： 久病咳喘患者，素有水饮内停，复感外邪，或风寒，或风热，可发为肺胀，故治以外祛表邪、内化水饮为法，临床可获良效。该患者之肺胀，系水饮内停，复感风热之邪所致，治以越婢加半夏汤加减。如《金匮要略·肺痿肺痈咳嗽上气病脉证治》言："咳而上气，此为肺胀，其人喘，目如脱状，脉浮大者，越婢加半夏汤主之。"方中麻黄为君，宣肺平喘，发散风邪；臣以石膏清泄内热，与麻黄合用发越水气兼清里热，为其配伍之要；佐以清半夏降逆散结，燥化痰湿；更以生姜之辛散，外配麻黄发越水气，内助半夏降逆化饮；大枣补脾制水，与生姜合用，调和营卫；使以甘草调和诸药，且缓麻黄之散，石膏之寒，使攻邪而不伤正。原方加苦杏仁、黄芩、防风以助解表清热平喘之效。"其人喘，目如脱状"为肺胀的辨证要点，可见肺气上逆之势较重，"哮喘经日失治，痰气益盛，见目胀出，或鼻鼓扇者，然脉浮大，是阳热之候，所谓肺胀证也，越婢加半夏汤二三剂，可以取效"。

若患者久病咳喘，素有水饮内停，外感风寒，而见咳逆喘满不得卧，咳痰白稀，胸部膨满，恶寒身楚，舌暗，苔白滑，脉浮紧，可投小青龙汤以温肺散寒，化饮降逆。

二、涤痰逐瘀，泻肺平喘

患者高某，男，78岁，吸烟50余年，素患咳喘，被西医诊为慢性阻塞性肺疾病，3周前无明显诱因出现咳喘加重，痰白难咳，渐至夜间不能平卧，动则喘甚，胸部膨满，憋闷如塞，气急息高，心悸乏力，口唇发绀，面色紫暗，纳差，便干难行，夜寐欠安。舌紫暗，苔黄厚腻，脉弦滑。诊断：肺胀（肺气壅滞，痰瘀互结证）。治疗：涤痰逐瘀，泄肺平喘。处方：葶苈大枣泻肺汤加减。

紫苏子 10 g	莱菔子 10 g	葶苈子 15 g （包煎）
川芎 10 g	赤芍 12 g	牡丹皮 10 g
清半夏 9 g	茯苓 15 g	厚朴 10 g
枳实 10 g	大枣 10 g	

5 剂，日 1 剂，水煎煮至 200 ml，分早晚 2 次服。患者药后症减，前方加减继服 3 周而诸症改善。

按语： 肺胀病程缠绵，反复发作，难图根治。肺气壅滞，痰浊潴留，瘀血内生，痰瘀互结，肺气胀满，不能敛降，故发为肺胀，如朱丹溪《丹溪心法·咳嗽》篇说："肺胀而咳，或左或右不得眠，此痰挟瘀血碍气而病。"《血证论》言"内有瘀血则阻碍气道，不得升降，气壅则水壅，水壅即为痰饮"，而"瘀血乘肺，咳逆喘促"。因此，痰瘀同治已成肺胀的重要治法。方中葶苈子辛苦大寒，归肺与膀胱经，泄肺平喘，涤痰除壅，《开宝本草》言其可"疗肺痈上气咳嗽，定喘促，除胸中痰饮"，配大枣甘温安中，成葶苈大枣泻肺汤，主治咳喘气急，如《金匮要略》述"喘不得卧，葶苈大枣泻肺汤主之"，"支饮不得息，葶苈大枣泻肺汤主之"。在此基础上，加川芎、赤芍、牡丹皮以活血化瘀，紫苏子、莱菔子、清半夏、茯苓以理气化痰，厚朴、枳实行气通腑，全方合用，奏涤痰逐瘀，泄肺平喘之功。

三、给邪出路，通利二便

患者刘某，男，71 岁，主因"咳嗽喘息伴心悸水肿 2 个月余"于 2022 年 9 月 22 日来诊。患者 2 个月余前因劳累及外感后出现咳嗽，咳少量白稀痰，喘息胸闷，喉间痰鸣，胸胁满闷，自服某感冒药无效，痰量渐多，色白清稀，心悸，四肢浮肿，夜卧不宁，小便量少，大便不行，舌胖，苔白腻，脉沉。该患者痰浊、水饮上逆，有肺胀之险。治疗：祛痰化饮，通利二便。处方：四苓散加减。

陈皮 10 g	清半夏 9 g	茯苓 15 g
白术 10 g	猪苓 10 g	泽泻 10 g
桔梗 10 g	当归 12 g	瓜蒌子 15 g
生姜 9 g		

5 剂，日 1 剂，浓煎至 160 ml，分早晚 2 次服。患者药后二便得通，咳喘日减，守前方再进 5 剂而诸症缓解。

按语：痰浊、水饮属实邪，是肺胀发病的重要病理要素，治疗应重视给邪以出路，《素问·阴阳应象大论》提出"其高者，因而越之；其下者，引而竭之；中满者，泻之于内"，强调因势利导，"开鬼门""洁净府"均是通利二便之法，"魄门亦为五脏使"，叶霖《难经正义》言"下极为魄门者，魄门即肛门也"，故五脏疾病亦可使邪从肛门而解。此均为给邪以出路之法。该患者在祛痰化饮基础上，配伍通利二便之品，使邪从二便出，而水肿消，咳喘自平。若邪从热化，痰热盛者，可用车前草、芦根、石韦等清热利尿以祛邪外出，如《本草备要》言车前草能"清肺、肝风热，渗膀胱湿热，利小便而不走气"，《证类本草》里说芦根味甘性寒，"主消渴，客热，止小便利"，《神农本草经》言"石韦，主劳热邪气，五癃闭不通，利小便水道"。同时可配伍陈皮、半夏、白术、生薏苡仁、鸡内金、神曲等健脾、醒脾之药物以使生痰无源，则事半功倍。

四、顾护正气，标本兼顾

患者刘某，男，72岁，素体多病，久患高血压、糖尿病，加之嗜好吸烟饮酒数十年。现患咳喘20余年，已确诊慢性阻塞性肺疾病多年，平素反复急性加重，多次住院治疗，不能耐受登2层楼梯，平地行走100 m则感喘息胸闷。近来，时有咳嗽，痰白量少，质黏难咳，乏力气短，动则喘息汗出，心烦，口咽干燥，纳呆腹胀，大便黏腻不爽，夜寐欠安。舌红、少苔、脉沉细。诊断：肺胀（气阴两虚证）。治疗：补气养阴，化痰健脾。处方：白术汤加减。

炙黄芪30 g	太子参12 g	白术12 g
生地黄15 g	苦杏仁9 g	陈皮10 g
茯苓15 g	仙鹤草15 g	五味子9 g
桔梗10 g	炙枇杷叶10 g	炙甘草6 g

7 剂，日 1 剂，水煎煮至 200 ml，分早晚 2 次服。患者药后自觉乏力气短、喘息汗出略改善，咳嗽、口咽干燥减轻，食欲好转。后继以前方化裁共进 2 个月余而诸症好转。

按语： 肺胀病多反复迁延，日久不愈，急性加重期与缓解期交替出现，外感诱发时偏于邪实，平素偏于本虚，在治疗上以"急则治其标，缓则治其本"，"间者并行，甚者独行"为原则，审慎辨证，灵活处方，避免虚虚实实之误，标本缓急之差。该患者气阴两虚为本，痰浊内蕴为标，在益气养阴的基础上，佐以健脾化痰，分清标本缓急而施治，故能获效。

（刘惠梅）

第六节　治肺痈要痰瘀并重

一、初期：解毒透表，宣肺化痰

患者赵某，男性，63 岁，于 2023 年 10 月 24 日首诊，患者 1 周前初起牙宣，而后出现恶寒发热，体温 38.0 ℃ 左右，咳嗽频剧，痰少质稠，呼吸气粗，阵发胸痛，周身酸痛、乏力，自服头孢菌素 3 天无好转，遂来诊。舌质暗红，苔薄黄，脉浮数。诊断：肺痈初期（风热袭肺证）。治疗：宣肺透表，清热解毒。处方：银翘散合麻杏石甘汤加减。

金银花 15 g	连翘 12 g	竹叶 15 g
桔梗 10 g	鱼腥草 15 g	川贝母 6 g
麻黄 6 g	杏仁 10 g	石膏 20 g
炙甘草 6 g		

3 剂，日 1 剂，水煎煮至 400 ml，分早晚 2 次服。患者药后身热渐退，仍咳黄脓痰，痰量逐渐增加，自觉痰有异味，胸痛、身痛减轻，仍气短胸闷，乏力，大便 5 日 1 次。舌暗红，苔黄，脉滑数。二诊治以健脾益气，清肺化痰，予温胆汤加减。

竹茹 10 g	茯苓 15 g	陈皮 15 g
枳壳 10 g	炒薏苡仁 30 g	炒白术 12 g
鱼腥草 30 g	芦根 30 g	郁金 10 g
瓜蒌子 15 g	金荞麦 30 g	牡丹皮 9 g

14 剂药后痰渐稀而量少，余症皆愈。

按语： 肺痈初期多为感受风热之邪，或风寒邪气郁闭化热，肺失清肃，邪热内壅，血脉瘀滞而成脓痈，又或素体痰热内盛，复感外邪合而为病。《金匮要略心典》有言："此肺痈之由，为风热蓄结不解也。"《类证治裁·肺痿肺痈》亦云："肺痈者，咽干吐脓，因风热客肺，蕴毒成痈。"邪热蒸肺为肺痈的始动因素，初期脓未成，热邪尚在肺卫，当从表而解其肺热，给邪以出路，予银翘散合麻杏石甘汤加减以辛凉宣肺，清热解毒。热退而肺金尚衰，以培土生金为法，给予温胆汤加减以健运中州而充盈肺气，则宣肃有权，水道通利，肺脾同调以杜生痰之源，加郁金、瓜蒌子宽胸止痛，润肠通便，加鱼腥草、金荞麦、芦根等清痈要药，则痰去而病自宁。热邪内灼而易血液凝滞成瘀，佐以小剂量牡丹皮清热凉血以防内燔营血。然肺痈传变快，肺痈初期病在太阳经，易忽视而失治，而"始萌可救，脓成则死"则强调了早期治疗的必要性。

二、成痈期：清热化痰，化瘀消痈

患者贾某，男，69岁，因"反复咳嗽、咳痰50余年，加重伴发热1周"于2020年11月4日来诊，患者既往有支气管扩张病史，近1周出现发热，体温最高39.3℃，伴恶寒、寒战，咳嗽，咳黄绿色腥臭脓痰，短气不足以息，深吸气时胸痛尤甚，动则心悸，纳差，乏力，精神不振，夜寐不安，小便黄，大便干。舌暗红，苔黄厚，无齿痕，脉滑数。诊断：肺痈（痰热瘀阻证）。治疗：清热化痰，化瘀消痈。处方：千金苇茎汤加减。

芦根30 g	薏苡仁20 g	冬瓜仁20 g
桃仁9 g	浙贝母12 g	鱼腥草30 g
郁金10 g	葶苈子10 g	金荞麦30 g
桔梗10 g	甘草6 g	

5剂，日1剂，水煎煮至400 ml，分早晚2次服。患者药

后精神渐佳，大量脓痰出，腥臭味减轻，时伴脓血，体温37.5 ℃左右，考虑脓成破溃，痰渐少、热渐退，病情向顺，前方加赤芍 10 g、牡丹皮 15 g、紫草 10 g、三七粉 3 g，继服 7 剂。患者身凉热退，痰量减少，脓血渐停。

按语：热、痰、瘀为肺痈的重要病理因素，三者胶结，互为因果，如《柳选四家医案》所云："肺痈之病，皆因邪瘀阻于肺络，久蕴生热，蒸化成脓。"喻昌《医门法律》有言："肺痈由五脏蕴崇之火，与胃中停蓄之热，上乘乎肺，肺受火热熏灼，即血为之凝，血凝即痰为之裹，遂成小痈。"故邪热熏蒸于肺，炼液为痰，同时热灼血液瘀滞，热壅痰阻血瘀，血败肉腐，蕴酿成痈；而痰瘀郁结又化热，加重热毒，形成恶性循环，致肺痈缠绵难愈。肺痈治疗首当清肺热，然痰瘀治疗同等重要，成痈期尤亦如此。千金苇茎汤为治疗肺痈成痈期的效方。现代以芦根替代鲜苇茎，既可清肺排痰，又可利尿给邪以出路；薏苡仁、冬瓜仁健脾渗湿，培土生金而利肺清痰；桃仁润肺平喘，活血祛瘀；鱼腥草、浙贝母、金荞麦清热排痰；葶苈子泻肺平喘；郁金开郁行气；桔梗宣肺排痰，载药上行入肺；甘草解毒和中。全方治以清热排脓为主，然患者仍有低热，考虑热入营血，瘀血内结，瘀滞不破，郁热不散，予赤芍、牡丹皮凉血散瘀，紫草清热凉血止血，三七粉破瘀止血以外散邪热，血瘀已去则痈脓无以聚生。

三、溃脓期：清热排脓，凉血散瘀

患者韩某，女，61岁，形体瘦小，咳嗽已久，疲乏，纳差，近1个月出现脓痰如米粥状，痰气腥臭，间断咯血，气喘不能卧，多蜷于沙发，症状进行性加重，夜寐不安，不能进食，大便常数日不解。遂于2020年10月11日来诊，舌质紫暗，苔黄厚腻，脉细数。诊断：肺痈（热毒壅盛，痰瘀内结证）。治疗：清热解毒，化瘀排脓。处方：桔梗汤加减。

桔梗 15 g	生甘草 30 g	生薏苡仁 30 g
芦根 30 g	浙贝母 12 g	枳壳 9 g
瓜蒌子 30 g	败酱草 15 g	白及 9 g
茜草 9 g	金荞麦 30 g	三七粉 3 g（冲服）
生地黄 6 g	麦冬 6 g	葶苈子 12 g
大枣 10 g		

7剂，日1剂，水煎煮至400 ml，分早晚2次服。患者药后腥臭气味渐淡，咯血量少渐止，仍有脓痰，平卧则咳不止，食欲稍有恢复，大便2～3日1次。宜治以清肺化痰、凉血化瘀消痈之法，前方去败酱草、茜草、白及，加皂角刺6 g、鱼腥草20 g、桑白皮10 g、牡丹皮10 g、桃仁10 g、炒白术15 g、陈皮10 g。继服14剂，痰量减少而渐可平卧，后以健脾益气化痰为法调理1个月余而愈。

按语：此患者早期失治误治，来诊时痈脓已溃，血腐肉败，结合四诊，热、痰、瘀内壅，当因势利导，清肺排脓，给邪以出路。《金匮要略》中记载"咳而胸满，振寒脉数，咽干不渴，时出浊唾腥臭，久久吐脓如米粥者，为肺痈，桔梗汤主之"，桔梗开宣肺气，祛痰排脓，生甘草清热解毒，和中扶正。患者痰浊内壅，喘不得卧，联合葶苈大枣泻肺汤治之。其中葶苈子泻下开闭、通腑导邪，大枣和中扶正。同时联合芦根薏苡仁、败酱草、浙贝母、金荞麦以除壅塞之痰；白及、茜草凉血止血以宁肺络；三七粉止血而不留瘀；枳壳行气以助痰去；瓜蒌子理气宽胸，亦可润肠通便给邪以出路；热久伤阴，故用生地黄、麦冬清热益阴生津。二诊脓痰顺畅得出、饮食复，为顺候，血虽止而痰瘀尚存，给予皂角刺透脓外出，鱼腥草、桑白皮清痈排脓，牡丹皮、桃仁加大化瘀力度，炒白术、陈皮健脾行气，以复胃气。后期实邪大部已清，要以补脾益气为法助肺金得生，促痈疡得愈。

四、恢复期：培土生金，扶正祛邪

患者赵某，男，54 岁，于 2023 年 1 月 27 日来诊。患者 1 个月前出现发热伴有脓痰腥臭、胸痛等症状，于外院诊断为肺脓肿，予抗生素及化痰药物等治疗约 3 周，现偶有脓痰，仍觉气短，疲乏无力，自汗，纳食不馨，二便尚可，舌暗红，苔白燥，脉细滑。诊断：肺痈恢复期（肺脾气虚证）。治疗：培土生金，扶正祛邪。处方：四君子汤合沙参麦冬汤加减。

太子参 20 g	炒白术 15 g	茯苓 15 g
北沙参 15 g	麦冬 15 g	法半夏 6 g
炒白扁豆 10 g	芦根 20 g	薏苡仁 20 g
赤芍 10 g	仙鹤草 15 g	炙甘草 10 g

7 剂，日 1 剂，水煎煮至 200 ml，分早晚 2 次服。患者药后症状减轻，守方服 14 剂后诸症改善。

按语： 肺痈如热退脓排，处于恢复期，往往见气阴亏虚，正虚邪恋之象，治疗首当健脾益气，清散余邪。脾为土，肺为金，土能生金，正所谓"治肺之法，正治其难，当转治脾，脾气有养，则土自生金"，脓疡溃后，气短、乏力、自汗、纳呆俱为气虚之象，当培土生金以益肺气，可选用四君子汤、参苓白术散等，肺气充沛则可卫外御邪，使气机得畅；脾阳得助，水湿得运，则痰无以源生，以绝后患。气虚则血行无力，易成瘀，故联合仙鹤草益气补虚，赤芍清热和中行血。肺痈为实热内蒸，火为阳邪，易伤阴津，恢复期还应注重投以清热滋阴以治之，可选用沙参麦冬汤或养阴清肺汤等。

（康　鑫）

第七节　治肺痿当气血同调

一、祛邪不忘补虚

患者唐某，男，64 岁，咳嗽喘息 10 余年，慢性病程，平素咳大量白黏痰，未予诊治，近 1 年活动耐力进行性下降，3 个月前患甲型流感后喘息加重，在外院住院治疗，经呼吸支持（高流量吸氧）、抗炎、抗感染等治疗后好转，出院诊断：肺间质纤维化合并感染，Ⅰ型呼吸衰竭。近 3 个月每于活动后喘憋，休息后略缓解，咳吐大量白黏痰，乏力，自汗，大便干，小便不畅。于 2023 年 7 月 11 日来诊，舌体胖大，舌质暗，苔黄微腻，脉沉。诊断：肺痿（肺脾气虚，痰瘀阻肺证）。治疗：补肺健脾，化痰祛瘀。处方如下。

蜜麻黄 6 g	蜜桑白皮 15 g	生石膏 15 g（先煎）
炒苦杏仁 6 g	紫苏子 10 g	川贝母 3 g（打碎）
石菖蒲 10 g	郁金 10 g	川芎 6 g
炒白术 12 g	太子参 10 g	黄芪 10 g
车前草 15 g		

7 剂，日 1 剂，水煎煮至 200 ml，分 2 次服。同时予蜜麻黄 10 g、白果 6 g、葶苈子 10 g、浙贝母 12 g，1 剂，打粉调糊，取穴天突、膻中、定喘，贴敷治疗，每日 1 次，每次 4~6

个小时。1周后患者复诊，喘憋略减轻，咳痰略减少，自汗明显减少，乏力好转，食欲好转，但进食后略感腹胀，大便质软，小便顺畅。查见舌体胖，舌质暗，苔白，脉沉。调整处方：前方加茯苓12 g、陈皮10 g、枳壳10 g、仙鹤草15 g，石膏减至10 g。继用穴位贴敷治疗，取穴定喘、肺俞、脾俞。此后随证加减，调理月余，患者可耐受平地缓慢行走，痰量减少，乏力好转，饮食二便如常。

按语： 肺痿是指肺叶痿弱不用，为肺脏的慢性虚损性疾患，病性以本虚为主，故治疗以补肺生津为原则。该病例前期余邪未清，疾病在经不解，邪盛正虚，病邪入里，由气及血，由经至络，致络脉壅滞成络病。其病理产物以痰瘀为主，痰瘀滞于肺络，肺叶不得濡养，故痿弱无力。因此治疗以宣畅气机、通涤痰瘀为先，辅以顾扶正气。子虚及母，健脾亦可补肺，取培土生金之意。

二、补而不滞效倍增

患者蔡某，女，72岁，活动后喘息、间断咳嗽10余年，慢性病程，平素口干咽干，痰少不易咳出。近3年活动耐力下降明显，经完善相关检查，考虑干燥综合征、继发肺间质纤维化，曾短期口服吡非尼酮，因肝功异常及消化道反应停服。1个月前自觉活动后喘憋加重，伴胸闷、胸痛，曾就诊于心内科，已排除急性心肌梗死等心血管病，于2023年4月12日就诊于我科门诊。查：舌质暗，少津少苔，沉脉细。双肺爆裂音，心音遥远，肺动脉瓣区第二心音亢进，腹部无阳性体征，双下肢不肿。中医诊断：肺痿（气阴两虚，瘀阻肺络证）。西医诊断：继发性肺间质纤维化，慢性肺源性心脏病？建议完善超声心动图检查。目前中医治疗以养阴益气、活血通络为法，处方如下。

太子参 15 g	麦冬 15 g	红景天 10 g
当归 10 g	川芎 10 g	姜半夏 6 g
黄芩 10 g	枳壳 12 g	炒白术 12 g
甘草 6 g		

7 剂，日 1 剂，水煎煮至 200 ml，分 2 次服。患者 1 周后复诊，胸闷胸痛明显好转，口干略减轻，仍喘息、咳嗽、乏力，无痰。超声心动图结果提示肺动脉收缩压 57 mmHg。前方麦冬加至 20 g，去白术，加黄芪 10 g、五味子 10 g、桑叶 10 g、芦根 30 g，继服 14 剂。2 周后复诊，已无胸闷胸痛，口干乏力减轻，可耐受平地行走 200 m。查见舌质暗红，苔薄白，乏津，脉沉细。前方去川芎，余药继用。后患者随诊月余，方药随证微调，病情稳定。

按语： 肺本为娇脏，"热则气灼，故不用而痿；冷则气沮，故亦不用而痿也"。由此可知肺痿之病，病在气，痿弱无力，虚为主。气虚则血脉推动无力，易形成血瘀；津血同源，皆由水谷精微化生，气虚则水谷精微化生失常，津血不足。故补气为根本，益阴生津同时宜养血活血。不通则痛，气虚导致的不通不只有血瘀，还有气机郁闭，故宜宣通肺络，恢复气机，避免肺叶痿弱。畅通气机，宜轻入药，可投金银花、菊花、桑叶等，宣肺气，给邪气以出路，亦可载药上行，有引经之意；肺痿之虚，唯太子参味甘微苦最适宜，取其温补而不燥；麦冬味甘微苦而性微寒，苦寒可清热，味甘可润燥生津；五味子酸甘生津，敛肺益气，生津润枯；红景天与黄芪配伍，补气以行血，养血以行气，故肺络气血得以顺畅运行。

（李　珊　曹仁爽）

第八节　治咳血要警惕危候

咳血的治疗除辨清病性虚实和病势缓急，更重要的是预判病机转化，预防并谨慎处理危候。

一、泻热勿忘润燥

患者秦某，男，37 岁，2023 年 7 月来诊。3 天前淋雨后出现咳嗽、咳吐脓痰、高热，汗出较多，自服抗生素及退热药症状缓解欠佳，1 天前洗热水澡后出现咳血，初起为痰中带血，很快进展为咳吐鲜血，单次咳血量约 30 ml，遂立即就诊于我院急诊，经对症止血治疗后转为痰中带血，色鲜红。来诊当日仍发热，咳黄痰，痰中带血，色鲜红，活动后略感憋气，查见舌红，苔黄腻，脉滑数。诊断：咳血（痰热壅肺证）。治疗：清肺化痰，凉血止血。处方：清金化痰汤加减。

黄芩 10 g	栀子 6 g	桑白皮 10 g
化橘红 10 g	茯苓 15 g	瓜蒌子 15 g
桔梗 10 g	知母 10 g	川贝母 5 g（捣碎）
麦冬 10 g	侧柏叶 15 g	

3 剂，日 1 剂，水煎煮至 400 ml，分早晚 2 次服。患者药后血量减少，血色淡红，咳嗽较前频繁，痰难出，前方加百部 10 g、紫苏子 10 g、茜草 15 g、金荞麦 30 g，再进 5 剂，后患者血止，咳嗽减少，痰色逐渐转白，较易咳出，活动后仍略有憋气，口干咽干。前方去侧柏叶、茜草，加白茅根 15 g、仙鹤草 15 g，继服 7 剂。患者咳嗽已愈大半，痰量少，再无咳血，憋气减轻，效不更方，再服 1 周痊愈。

按语：该患者为青壮年男性，因外邪袭肺，损伤脉络，后再次感受热邪，迫血妄行，结合舌脉辨证属实热证，治疗应以清热为主。但热邪易伤津，血为阴液，失血亦伤阴，故虽病程不长，患者已见口干咽干，因此治疗过程中需清热生津、顾护阴液。方中知母苦寒，有清热泻火、滋阴润燥的功效，麦冬润肺泻热生津，川贝母清热润肺止咳，在初诊治疗中就已将润肺生津药及时给予，但患者邪热盛，故再联合百部润肺止咳，茜草凉血止血，金荞麦清热解毒排脓，使热邪得以清泄，同时肺阴不伤。另紫苏子与桔梗配伍调畅气机，使"气顺则痰消"，体现了肺病治疗中梳理气机的重要性。三诊时患者血已止，邪未退尽，需防止病程迁延，正气渐衰，余邪再次作乱，故予白茅根清热凉血生津，仙鹤草补虚强壮亦可止血宁血，使"祛邪不伤正，扶正不留邪"。

二、养阴清火亦需补气养血

患者苏某，女，55岁，间断咳嗽咳痰、痰中带血30余年。青少年时期曾患肺痨，此后每于劳累后间断咳嗽，痰少色黄或白，痰中带血，色鲜红，胸中烦闷，口干。近5年咳血发作渐频繁，伴心悸汗出，夜寐不安。2023年3月首次来诊。查：舌质红，苔少，色黄，脉细。诊断：咳血（阴虚火旺证）。治疗：滋阴润肺，降火止血。处方：百合固金汤加减。

百合 10 g	麦冬 10 g	生地黄 10 g
玄参 10 g	牡丹皮 10 g	白及 6 g
紫草 10 g	生牡蛎 15 g（先煎）	

5剂，日1剂，水煎煮至400 ml，分早晚2次服。患者用药后咳嗽减轻，痰中带血频次明显减少，口干减轻，睡眠较前安稳。前方加当归10 g、茯神10 g、仙鹤草15 g，继服7剂。后患者咳嗽偶发，鲜有痰中带血，无胸中烦闷、心悸，夜寐好转，汗出减少。故守前方调理月余，咳嗽咳血未再发。

按语：阴虚肺热，肺失清润，损伤肺络，故见咳嗽少痰，痰中带血，经久不愈。百合固金汤清热润肺，壮水以治虚火，加白及收敛止血、紫草凉血活血，二者合用止血不生瘀。患者慢性病程，需警惕病程迁延出现气阴两虚、气不摄血，故需在清火养阴的同时加以补气养血之品，如当归、仙鹤草等。

三、固摄止血前提是补气——以防气随血脱

患者吕某，女，67 岁，平素喜泡温泉，5 年前首次出现咳血，量少色鲜红，未予重视。此后多次于活动后或泡温泉后出现咳血。3 年前明确诊断肺曲霉菌感染，外院曾建议手术治疗，患者拒绝。近 3 年仍间断咳血，色鲜红或淡红，乏力明显，活动量大后喘促心悸，休息后缓解，食欲差，体重下降约 10 kg。此次 1 周前旅游归来后整理物品期间出现咳血不止，总量约 50 ml，立即就诊于我院急诊，经止血治疗后血量减少，遂转入我科病房。刻下症见：咳嗽无力，痰中带血，色鲜红，每日血量 30~50 ml，面色无华，乏力懒言，侧卧蜷于床，皮肤不温。床旁监测血压偏低，血红蛋白较平时下降约 10 g/L。舌淡，苔白，脉虚无力。诊断：咳血（气血两虚证）。治疗：补益肺脾，固摄止血。处方：归脾汤加减。

人参 20 g	龙眼肉 10 g	黄芪 15 g
炒白术 15 g	当归 15 g	茯苓 12 g
白及 10 g	生薏苡仁 30 g	炒白扁豆 20 g
木香 5 g	甘草 6 g	

3 剂，日 1 剂，水煎煮至 400 ml，分早晚 2 次服。药后患者乏力略好转，可间断坐靠床头，食欲略好，需家人辅助进食，仍有间断咳嗽，咳少量黄白痰，痰中带血，色淡红，口干咽干。前方基础上黄芪、当归均加量至 20 g，并加入姜半夏 6 g、侧柏叶 10 g、白茅根 15 g。5 剂，日 1 剂，水煎煮至 400 ml，分早晚 2 次服。药后患者精神好转，可自行进食，咳嗽不著，痰中带血明显减少，每日约 5 ml，舌淡、苔白、脉沉。前方加大枣 10 g、仙鹤草 15 g。1 周后患者可在搀扶下于床旁活动，未再出现痰中带血。守前方随证调理月余，后患者可自行居室内活动，未再出现咯血。

按语： 肺脾气虚，气虚不摄，血无所主，血不循经而错行，从肺络溢出，故见痰中带血或咳吐纯血，或血色较淡；肺气不足，无力运血，四肢肌肤清窍失养，故见面色少华；气血亏虚，心失所养，心神不安，故见神疲乏力、心悸；肺气亏虚，故见气短，动则气急。脾为肺之母，培土可助生金，故以归脾汤加减补益肺脾，固摄止血。本患者出血量多，已出现循环衰竭征象，故需加强止血，并补气以养血，防气随血脱而亡阳。高教授临证中止血少用炭类药，炭类药物因药材炭化，其钙离子、鞣质、微量元素等含量增加，故止血效力虽强，但亦有敛邪助瘀之弊。再者，肺主一身之气，咳血必存在气机失和，炭类药质重沉降，虽可止上行外溢之血，但有碍肺之气机恢复。故多以侧柏叶、紫草、茜草、仙鹤草、白及、三七粉等凉血止血、活血止血药配伍应用。因气血亏虚，患者多同时可见阴津不足征象，治疗时需辅以益气生津之品。

（李　珊）

第九节　治汗证应辨虚实

一、实证汗出应清其湿热

患者张某，男，60 岁，主因"汗出半个月"于 2024 年 1 月 1 日来诊。患者自诉半个月前不慎淋雨后出现发热头痛，就诊于当地医院，诊为病毒感冒，予头孢菌素口服数日，体温恢复正常，后逐渐出现汗出不止，白日时时汗湿衣服，常需更衣，动则加重，夜间汗湿枕巾被褥，汗黏，咽痛口苦，咳嗽，咳少量黄脓痰，腹胀纳差，小便量少，大便黏腻，夜寐欠安，继于当地医院口服固表敛汗之中药无效，症状迁延不愈，患者苦汗出甚深，遂于本院来诊。查见舌红，苔黄腻，脉滑有力。诊断：汗证（湿热郁蒸证）。治疗：清热利湿，宣畅气机。处方：甘露消毒丹加减。

滑石 15 g（包煎）	茵陈 12 g	黄芩 10 g
藿香 10 g	连翘 10 g	川贝母 5 g（捣碎）
射干 6 g	薄荷 6 g（后下）	豆蔻 6 g（后下）

石菖蒲 10 g　　　鸡内金 10 g　　　焦神曲 10 g

7 剂，日 1 剂，水煎至 400 ml，分两次早晚口服。患者药后汗出明显减轻，食欲改善，咳嗽咳痰缓解，乏力，黄腻苔大减。效不更方，守前方继服 7 剂。2024 年 1 月 15 日复诊时自觉诸症改善，仅活动后出汗，仍感乏力，查舌淡红，苔薄白微腻，脉沉滑。故前方减鸡内金，加黄芪 15 g、白术 10 g、防风 10 g、浮小麦 30 g，再进 7 剂而诸症改善。

按语：高教授认为该患者淋雨后起病，失治误治，表邪入里化热，湿热郁蒸，迫津外泄，故汗出不止。此时若仅"见汗止汗"，服用固表敛汗之品，反而会导致邪气内敛，汗出迁延不愈，此为"闭门留寇"之患。高教授施以甘露消毒丹加减以清热利湿、清热解毒、宣畅气机、祛邪外出。方中滑石性寒滑利，既清热又渗湿，使湿热之邪从小便出；茵陈苦辛微寒，亦长于清利湿热；黄芩清热燥湿而解毒。三者合而为君，清热化湿两擅其长。川贝母清热化痰，连翘清热解毒，射干、薄荷清热利咽，共为臣药。佐以藿香、豆蔻、石菖蒲芳香化浊，醒脾和中，鸡内金、焦神曲助脾胃之健运。诸药合用，使湿去热清，气机调畅，诸证得解。

二、虚证汗出当补其气血

患者刘某，女，39 岁，主因"汗出 1 个月"于 2021 年 4 月 16 日来诊。患者 1 个月前顺产，此后持续汗出，淋漓不尽，昼夜不停，动则头晕，心悸不安，乏力倦怠，恶露较多，色淡红，无血块，纳差，夜寐不安，自服生化汤无效，遂来诊。查舌淡，苔薄白，脉沉细。诊断：汗证（气血亏虚证）。治疗：益气补血。处方：归脾汤加减。

人参 15 g（另煎）	黄芪 30 g	茯苓 15 g
炒白术 10 g	防风 10 g	当归 10 g
龙眼肉 10 g	酸枣仁 30 g	远志 10 g
熟地黄 10 g	木香 6 g	浮小麦 30 g

7剂，日1剂，水煎至400 ml，分2次早晚口服。患者药后汗出乏力改善，恶露减少，大便略干。前方加仙鹤草15 g、白芍12 g，当归加至15 g，继服7剂。患者自觉诸症改善，精神好转，活动后略有出汗。前方加减化裁再服1个月而愈。

按语：该患者为高龄产妇，气血俱亏，恶露不止，血虚更甚，气随血脱，腠理不固，津液外泄，故见汗出淋漓不尽。汗为心之液，过汗易损伤心阳，故见心悸不安；头晕、倦怠、乏力等均为气血亏虚之象，并无血瘀之征，故不宜应用生化汤。当治以补益气血之法，方中人参"补五脏，安精神，定魂魄"，补气生血，养心益脾，黄芪、茯苓、白术益气健脾，主以甘温益气，再辅以当归、龙眼肉、熟地黄养血填精，佐以酸枣仁、远志、木香理气安神，使脾气旺而血有所生、血有所摄，血脉充则神有所舍、血有所归。气血充足，则腠理致密，故汗出自止。亡血易伤阴，若阴血虚则阳气易偏盛，亦可迫津外出而成汗。故二诊加白芍与当归、熟地黄配伍，养血滋阴。

（刘惠梅）

第十节　治虚劳以补虚为要

一、上损当补益肺气，养阴和血

患者马某，男，71 岁，久嗜烟草，有慢性咳喘病史 20 余年，平素形瘦，难以久立。2 个月前感染时疫后诱发咳喘加重，伴有发热，曾于外院静滴盐酸莫西沙星注射液 1 周。后患者热退，仍觉短气不足以息，少痰，倦怠乏力，久卧难坐，行走不能，纳差，夜寐不安，尿频，大便干，遂于 2022 年 3 月 22 日坐轮椅来诊。查舌淡暗，苔少而白燥，脉沉细。诊断：虚劳（气阴两虚证）。治疗：益气补肺，养阴润燥。处方：补肺汤合麦门冬汤加减。

黄芪 15 g	太子参 12 g	红景天 10 g
熟地黄 15 g	五味子 9 g	麦冬 12 g
法半夏 6 g	桑白皮 12 g	苦杏仁 10 g
桔梗 12 g	紫菀 9 g	沙参 12 g
甘草 6 g		

7 剂，日 1 剂，水煎煮至 200 ml，分早晚 2 次服。药后患

者自觉喘息、乏力减轻，仍食少、便干，舌暗，苔白而燥减，脉沉细滑，二诊加生白术 30 g、枳壳 10 g、当归 15 g、焦三仙各 10 g，服药 7 剂后患者大便得畅，纳食有增，此后随证加减调理 2 个月有余，配合呼吸康复训练，患者可独自静坐，渐能在搀扶下行走。

按语：虚劳，也称虚损，为多种慢性衰弱证候的总称，以五脏虚证为主要临床表现，其病机为脏腑功能衰退、气血阴阳不足，病因不外先天与后天之别。《难经》中将虚劳分为上损、中损、下损。上损即为损其肺、心，如其所言"损于皮毛，皮聚而毛落；损于血脉，血脉虚少，不能营于五脏六腑"。本病案患者后天失养，吸烟有损肺气，反复感邪，久虚不复而成虚劳，正所谓"邪之所凑，其气必虚"。此患者短气、乏力、食少、形瘦等皆为上损之肺病，衰于气阴，治疗当益肺气，并润其燥。补肺汤出自《永类钤方》，方中参、芪健脾补肺益气；熟地黄补益肾精以上滋于肺，金水相生；五味子益气敛肺生津；紫菀下气平喘；桑白皮清热化痰。全方肺脾肾俱补，切合《理虚元鉴》中所云："理虚有三本，肺、脾、肾是也。"肺司呼吸，布津液，为五脏之华盖，体虚必肺先受病，故虚劳首当益肺气，卫外御邪；脾土可化生后天之气血，脾气健运则肉丰力强、纳食得消，培土以利肺金；肾精为先天之本，益肾可壮骨生髓，水足可助金生。本病案以太子参易人参，避免人参联合黄芪助火伤阴。此患者纳差、苔白燥，为阴虚之象，予麦门冬汤滋养肺胃之阴，亦乃培土生金之法，益胃津而上承于肺。食少、便干，属中焦虚弱、津亏肠燥，健脾助运同时宜润肠通便，故二诊用生白术健脾助运，枳壳行气、又可防补益药滞于中焦不能布散，当归甘温质润，不仅养血补血、润燥通便，而且能降逆平喘。

上损中如心受累，可见心悸怔忡、气短、形瘦乏力、虚烦不寐、脉结代等症状，辨明阴、阳、气、血而治之，调畅心情，勿过思虑，炙甘草汤、天王补心丹等都为补益强心良方。然虚劳常为多脏受累，但统以补虚为法，兼以攻邪。

二、中损当健脾益气，行气和中

患者张某，女，86 岁，发现肺部占位病变 2 个月，此次因纳差、乏力于 2023 年 4 月 13 日首诊。患者近 1 个月不思饮食，每日仅进食约 50 g 稀粥，阵发胃脘疼痛，食后疼痛略减，时有呃逆，喜按喜暖，气短，心悸，四肢疲软无力，大便微溏，夜寐不安，体温正常，咳嗽、咳痰不著，舌淡暗，苔薄白，脉细。诊断：虚劳（脾胃虚寒证）。治疗：温中补虚。处方：黄芪建中汤加减。

黄芪 12 g	桂枝 12 g	白芍 12 g
生姜 6 g	大枣 6 g	甘草 12 g
生麦芽 9 g	山药 12 g	甘松 9 g

7 剂，日 1 剂，水煎煮至 200 ml，分早晚 2 次服。患者药

后胃痛有减，大便正常，仍有呃逆，前方加陈皮 10 g、茯苓 12 g，继服 14 剂。患者药后食欲基本如常，乏力改善，余症亦有好转。

按语：虚劳之病，不离阴阳、气血之损，而脾胃为后天之本，脾胃健运则气血生化有源，五脏六腑及四肢百骸方得以滋养，故虚劳必要补益中焦，如清代尤在泾有言："欲求阴阳之和者，必求于中气，求中气之立者，必建中也。"李东垣更是强调"元气之充足，皆由脾胃之气无所伤"。《难经》中将虚劳"损于肌肉，肌肉消瘦，饮食不为肌肤"归为中损，即损其脾胃，并指出"损其脾者调其饮食，运其寒温"。本病患者肺部占位病变，考虑癌症可能，癌症常因虚而发病，日久耗伤气血，加之高龄正气亏乏，脾虚则不能饮食、肢体倦怠无力，脾寒则完谷不化、胃脘冷痛，治疗当以补益正气、调养脾胃为主，选用黄芪建中汤加减。此方出自《金匮要略》："虚劳里急，诸不足，黄芪建中汤主之。"方中黄芪甘温，补益肺脾之气；桂枝温阳散寒；芍药缓急止痛，敛阴而制桂枝过热；生姜温胃散寒；大枣、甘草补虚和中；麦芽健脾开胃；山药甘平，补虚助运；甘松开郁醒脾，散结止痛。全方以"虚者补之""劳者温之"为旨，总以甘温之性，奏温中补虚之意。"邪之所凑，其气必虚"，正气足则邪不可干。饮食首先入胃，而后精布周身，故以陈皮、茯苓行气助运。饮食不当，日久必损脾伤胃。中损补虚要适宜饮食，不宜辛辣刺激，不宜生冷坚硬；

可适食甘味养脾，如山药、大枣等，但切勿过度滋腻。

三、下损当补肾益精，养肝缓急

患者罗某，女，80岁，既往有慢性肾功能不全、慢性心功能不全病史，近1年气短，动则尤甚，少气懒言，心悸，自汗，头昏沉，近1周气短尤甚，夜间倚息不能平卧，下肢水肿、困乏、畏寒，纳呆，小便频而量少，大便2日1次，于2023年3月2日来诊，刻诊舌淡暗，舌体胖，苔白厚，脉沉。诊断：虚劳（阳虚水泛证，病位主要在肾、脾）。治疗：温补肾阳，化饮利水。处方：真武汤加减。

附子9 g（先煎）	茯苓15 g	白术15 g
白芍15 g	干姜6 g	桂枝9 g
泽泻12 g	川芎9 g	郁金9 g

7剂，日1剂，水煎煮至200 ml，分早晚2次服。患者药后小便通利，效不更方，原方续服7剂，水肿渐消，气短及喘息减轻。

按语：《难经》中将涉及肝肾之损的虚劳归为下损，肝主筋，肾主骨，即"损于筋，筋缓不能自收持；损于骨，骨痿不能起于床"。患者高龄，肾阳衰败，水不化气，内停为饮，遍布周身，迫于肺则喘，凌于心则悸，停于中焦则少食，上蒙清窍则眩，溢于肌肤则肿。肾为后天之本、阴阳之宅，蕴含真阴、真阳，如若肾阳虚损，则孤阴不长，身体各项机能必定衰退，而成虚劳。真武汤为治疗阳虚水泛的经方，此方证中肾阳虚为始动因素，方中附子、干姜温补肾阳利饮化，白芍敛阴，寓阴中求阳之义，白术、茯苓健脾利湿助饮散，为脾肾同调之方。

虚劳下损之治，《难经》中有云："损其肝者缓其中，损其肾者益其精。"补肝之法，或缓肝急，或养肝血，或敛肝阴，或暖肝寒，而"肝肾同源""木生于水"，"肾为五脏之根"，虚劳肝损的治法往往不离益肾，滋肾水以涵养肝木。然虚劳肝损气血已耗，仍需调理脾胃以充养后天，虚劳肾损亦如此。虚劳病程缠绵，耗损阴阳、气血，多相兼致病，涉及多脏，必要资先天、养后天，注重脾肾治疗，正如《景岳全书》所言："人之始生，本乎精血之原；人之既生，由乎水谷之养。非精血，无以充形体之基；非水谷，无以成形体之壮。"

（康 鑫）